武汉市武昌区生命阳光公益救援中心

市民急救手册

主编　王　辉

华中科技大学出版社
http://press.hust.edu.cn
中国·武汉

图书在版编目（CIP）数据

市民急救手册/王辉主编 . —武汉：华中科技大学出版社，2023. 12
ISBN 978-7-5772-0107-8

Ⅰ. ① 市⋯　Ⅱ. ① 王⋯　Ⅲ. ① 急救-手册　Ⅳ. ① R459. 7-62

中国国家版本馆 CIP 数据核字（2023）第 252588 号

市民急救手册　　　　　　　　　　　　　　　　　　　王辉　主编
Shimin Jijiu Shouce

策划编辑：杨　静
责任编辑：孙　念
封面设计：刘　卉
责任校对：谢　源
版式设计：赵慧萍
责任监印：朱　玢
出版发行：华中科技大学出版社（中国·武汉）　　电话：(027) 81321913
　　　　　武汉市东湖新技术开发区华工科技园　　邮编：430223
录　　排：华中科技大学出版社美编室
印　　刷：湖北新华印务有限公司
开　　本：880mm×1230mm　1/32
印　　张：6. 25
字　　数：129 千字
版　　次：2023 年 12 月第 1 版第 1 次印刷
定　　价：29. 80 元

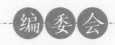

编委会

序言

"生命通途花盛开，春风一缕阳光来。"
——为生命阳光公益救援中心出版
《市民急救手册》点赞！

生命如此脆弱，意外时常发生，人人都需要掌握应急救护常识。当突发疾病、意外伤害、灾害灾难不幸降临，在生死攸关的危难时刻，医护专家不一定在场，救护人员也可能不足，人们掌握必备的救护知识和技能，能够第一时间在现场开展自救互救，达到拯救生命、防止伤残、减轻伤痛、早日康复的目标。

生命阳光公益救援中心自 2008 年由志愿者建立以来，一直致力于挽救生命、应急救援的公益事业。秉承"知识守护生命，信念传递爱心"的理念，对群众广泛展开院前应急救护、儿童安全防侵、心理危机干预等培训，积极参与城乡安全应急减灾、突发公共危急事件、综合赛事救援保障等社会公益性救护、救援、救助服务。

专家志愿者们编写本手册时结合专业指南条例，语言简明、插图生动，辅以流程图和操作视频，力求使非医学专业的群众能更容易理解和掌握专业规范的救护知识。本手册涵盖了群众需要掌握的心肺复苏、外伤急救等技术，也包括常见急危重病症、各类创伤、意外伤害、突发事件发生时的自救互救知识，发生自然灾害时的逃生技巧，以及家庭急救药品和急救器材的配置等内容。

见过生命的绚烂和壮硕，亦憾人生的脆弱和无常。被生命阳光志愿者的无私和大爱感动，新书发行之际，特作此序。愿此书助力急救知识普及，拯救更多生命！

生命垂危急如箭，

刻不容缓救为先。

阳光公益施仁术，

劫难重生保万全。

李景中

目录

第一章

应急救护基础

应急救护是指自然灾害和意外伤害事故等突发事件发生后，立足于现场，对伤病员实施初步、及时、有效救护的重要应急措施。很多时候，在紧急意外情况下，现场处理得当和处理不当，对于一个伤病员来说结果大相径庭。处理得当，伤病员很快痊愈，恢复正常生活，重返工作岗位；处理不当，可能就失去生命，对于一个家庭来说，遭受的是灭顶之灾。本章主要向大家介绍学习应急救护的必要性、学习内容和方法路径。

第一节 人人都需要掌握应急救护知识

一、为什么人人要学应急救护知识

在很多人的观念中，应急救护是专业人员的工作，作为普通民众在意外现场做不了什么，遇到危重伤病员往往只能做些简单的照顾护理，然后尽快地寻找交通工具将伤病员送到医院急诊室，由医生给予诊断、处理。

而实际情况是，当意外伤害发生后，第一时间在现场抢救的不是 120 的医护人员，而是伤病员自己或周围的目击者，80％的死亡、伤残是因为缺乏正确、有效的院前急救。各类意外发生，都有"黄金急救"时间，比如心脏骤停黄金急救时间为 4 分钟，如果 4 分钟乃至 10 分钟内，没有专业医护人员在场，救护车没能到达，伤病员没能送到专业医疗机构，现场的每一个人，都是伤病员能否成功救治的"关键人物"。

院前急救是指在院外对急危重症伤病员的急救。广义的院前急救是指伤病员在发病时由医护人员或目击者在现场进行的紧急抢救；而狭义的院前急救是指具有通信器材、运输工具和医疗基本要素的专业急救机构如 120 急救车和急救中心医护人员，在伤病员到达医院前所实施的现场抢救和途中监护的医疗活动。

从某种意义上说，人人都需要学习应急救护知识，这是为了在突发伤病或灾害事故的现场，在专业人员到达前，为伤病员提供初步、及时、有效的救护措施。这些救护措施不仅包括对伤病员受伤身体的初步救护，也包括对伤病员的心理援助。其目的有三：一是挽救生命，在现场采取任何急救措施的首要目的是挽救伤病者的生命；二是防止恶化，尽可能防止伤病继续发展和产生继发损伤，以减轻伤病和残疾；三是促进恢复，救护要有利于伤病的后期治疗及伤病员身体和心理的康复。

 二、民众需要掌握哪些急救知识

对于民众来说，需要掌握的急救知识和技能很多，本书主要将对现场需要赢得时间的意外如心脏骤停、气道异物梗阻等，以及需要现场用正确方法施救来防止损伤恶化的伤害如出血、骨折、烧烫伤等进行介绍。具体内容如表 1-1-1 所示。

表 1-1-1　生命阳光公益救援中心急救培训课程内容

应急救护概论	1. 生命阳光公益救援中心的历史、宗旨及安全急救理念； 2. 现场救护新概念、黄金救命时间、第一目击者； 3. 现场安全、伤情判断、家庭急救包（设备）等。

续表

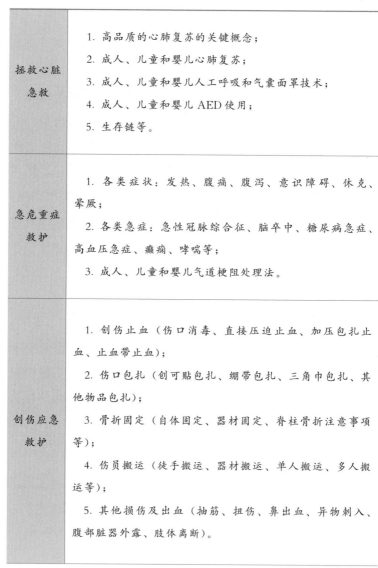

拯救心脏急救	1. 高品质的心肺复苏的关键概念； 2. 成人、儿童和婴儿心肺复苏； 3. 成人、儿童和婴儿人工呼吸和气囊面罩技术； 4. 成人、儿童和婴儿 AED 使用； 5. 生存链等。
急危重症救护	1. 各类症状：发热、腹痛、腹泻、意识障碍、休克、晕厥； 2. 各类急症：急性冠脉综合征、脑卒中、糖尿病急症、高血压急症、癫痫、哮喘等； 3. 成人、儿童和婴儿气道梗阻处理法。
创伤应急救护	1. 创伤止血（伤口消毒、直接压迫止血、加压包扎止血、止血带止血）； 2. 伤口包扎（创可贴包扎、绷带包扎、三角巾包扎、其他物品包扎）； 3. 骨折固定（自体固定、器材固定、脊柱骨折注意事项等）； 4. 伤员搬运（徒手搬运、器材搬运、单人搬运、多人搬运等）； 5. 其他损伤及出血（抽筋、扭伤、鼻出血、异物刺入、腹部脏器外露、肢体离断）。

续表

意外伤害救护	1. 意外伤害救护（溺水、电击伤、中暑、烧烫伤、动物抓咬伤、急性中毒等）； 2. 意外事故救护（交通事故、地震、火灾、踩踏、洪涝、雷电、风灾、爆炸等事故）。

 ## 三、学习急救知识的方法和路径

急救知识的学习需要了解理论概念，掌握规范流程，对需要动手的项目进行实践操作。尤其像心肺复苏、绷带包扎、转运搬运等操作，还需要老师指导、反复练习、定期复习，才能在意外来临时，规范正确从容冷静地应对。

本书一方面介绍了各类应急救护知识的基本情况，同时用图示详细分解流程和操作。对一些复杂的实践部分如心肺复苏、止血包扎等还录制了视频，读者可以通过扫描二维码观看学习。

我们强烈推荐大家参加线下的应急培训课程学习，通过各地的急救中心、医疗机构、红十字会都可以有学习实践的机会。大家也可以通过微信公众号"生命阳光公益救援中心"（见图 1-1-1）报名参加公益性线下培训学习。

生命阳光公益救援中心 ★

1. 各类意外灾害事故的救助及救援
2. 应急救援救护知识普及及培训
3. 公益及公益救援文化传播

图 1-1-1 生命阳光公益救援中心公众号（关注学急救）

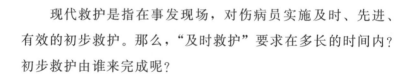

 第二节 应急救护关键的时间和人物

现代救护是指在事发现场，对伤病员实施及时、先进、有效的初步救护。那么，"及时救护"要求在多长的时间内？初步救护由谁来完成呢？

一、救命"黄金时间"

救命"黄金时间"是指对于危重伤病员的最佳抢救时间，如果在这段时间内没有得到有效的急救，其存活的概率就会变得非常小。如呼吸、心脏骤停的伤病员，最佳抢救时间是 4～6 分钟内；严重创伤的伤员，最佳抢救时间是 30 分钟以内；脑梗死患者的最佳抢救时间是 3～4.5 小时内；手指离断伤的最佳急救时间是 6 小时内（图 1-2-1）。

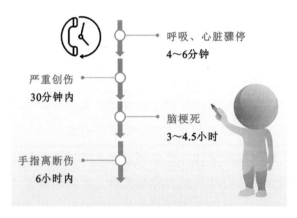

图 1-2-1　救命"黄金时间"

二、现场救护"第一反应者"

"第一反应者"（又称第一目击者，first responder），是指在现场为急危重症伤病员提供紧急救护的人。"第一反应者"需同时具备以下三个条件：

（1）已经接受过培训并掌握较为全面的救护知识；

（2）能够在救护现场提供科学救助；

（3）身处救护现场伤病员身边。

"第一反应者"包括现场伤病员身边的人，可以是亲属、同事、朋友，也可以是安保、警察、消防员、急救人员等。很多发达国家民众注重应急救护培训，平时学习基本的救护知识和技能，参加应急救护培训并获取相关合格证书，因此能够在事发现场专业地为伤病员提供救护救助。

三、公众现场急救与医疗专业急救的配合

院前急救的实施者，可以是专业医疗人员，也可以是满足"第一反应者"条件的普通群众。尤其在医护等专业人员未到达现场的时候，公众现场急救十分重要。本书对各类应急状态下的现场救护知识的介绍，充分考虑了后期专业医护人员来继续急救时相互的补充与配合。作为意外发生现场的"第一反应者"，民众在开展现场救护的时候，应注意以下原则（图1-2-2）。

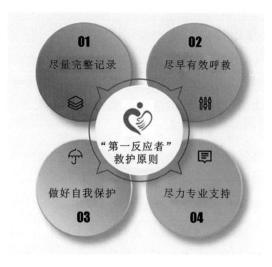

图1-2-2 "第一反应者"救护原则

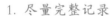

1. 尽量完整记录

对现场救护开始时间、伤病员的基本情况、进行了哪些操作、伤病员的变化情况等，按照时间、开展救护内容、伤病员状态做好记录，如无法书写记录，尽量按以上内容有序记忆，并告知继续进行急救的专业医护人员。

2. 尽早有效呼救

寻求专业医护支持，如 120、医院急救科等；同时也寻找周围有能力共同实施救护的人，如学习过急救知识的人；也可以指导旁观人员参与现场救护，如帮忙拨打电话，帮忙维持秩序，帮忙转运伤病员等。

3. 做好自我保护

开展现场救护的"第一反应者"，务必做好自我保护，不能在救护他人的同时受伤或被感染，成为专业救护人员需要增加力量救治的对象。同时，在有可能的情况下，进行摄影、录音，填写救治记录，寻求同伴辅助，留存现场资料，应对各类现场救护的后续问题。

4. 尽力专业支持

如遇现场医护人员不足，或者需要陪同伤病员到医院进一步救治等情况，"第一反应者"可跟随医护人员，告知所掌握的医疗急救知识情况，按要求提供专业支持，共同救治伤病员。

第三节 正确紧急呼救

在我国，120、110、119 等报警、求救电话，均免收电话费；任何投币、磁卡电话，在没有投币和无磁卡的情况下，都可直接拨打；座机、手机在欠费状态下也可拨打。

 一、紧急求助呼救

医疗急救电话：120 是医疗急救求助电话，当有人突然发病或有外伤时，不要迟疑，应尽快打 120 呼救。这与自行送院或叫出租车送院比较，不但速度快，而且可在现场和途中得到医疗救援，防止病情恶化。

各类报警电话：当遇到各种危险、紧急状态，需要公安机关帮助时，要立即拨打报警求助电话。目前报警电话有：110 报警服务台、119 火警报警台和 122 交通事故报警台。这三个报警电话已经实现了联网，如拨打 110 报火灾、交通事故警情时，110 指挥中心可以将电话转接至 119、122 报警平台，不用再拨打报警电话。

二、医疗求助呼救要点

1. 语言

尽量精练准确、表述清楚，以避免因语言表述等问题造成时间上的浪费。

2. 内容

◆ 地点：说清主要街道、显著标志、小区哪个门能进救护车，最好派人去接专业救护人员，但伤病员身边一定要有救助人；如果在高速公路，应尽量告知距离哪个出口最近。

◆ 人数：要说清有多少名伤员，便于 120 决定派出的救护车数量。

◆ 原因：如果知道是由于什么原因造成的伤害，要说明原因，如车祸、溺水、心脏病发作等等。

◆ 症状：要明确说明伤病员目前的情况，如昏迷、呼吸困难、没有反应等。

◆ 资源：如果现场有懂急救的人员或有医务人员，也要向 120 说明。

◆ 电话：告诉 120 你所使用的电话号码，以便万一救护车到达现场找不到伤病员，可以再联系。

3. 再次确认

对地点、电话再次进行确认，以保证正确。

4. 先问后挂

询问 120 接线员是否还需要提供什么信息，以及可否挂断电话；或者等 120 接线员先挂断，然后自己再挂断，以避免因 120 接线员还没来得及记下关键信息，自己就已经挂断电话了。

拨通求救电话后，如果忘了自己该说什么，可以请急救中心接线员问你，清楚准确地回答电话接听者的问话，并等接听者告诉你可以挂电话时，再挂断电话。

三、紧急呼救注意事项

紧急呼救有如下注意事项：

（1）对伤病员的病情有一个大致的判断，决定是否有必要求助 120，由于医疗卫生资源有限，我们应当充分合理地利用它，如果不分轻重缓急，滥打 120，过多占用急救资源，势必导致某些真正的急危重症伤病员失去宝贵的抢救时机。

（2）任何一部电话都可以拨通 120，如果是用家中座机，直接拨打 120 即可；如果是用手机，必须加上区号。

（3）当拨打 120 电话后，会听到循环语音提示"你已进入 120 急救系统，请不要挂机"，说明电话已接通。由于同时呼救的电话较多，电脑会对所有呼救电话进行排序，需要等候一段时间，因此千万不要立即挂机。直到电话人工接听后，你的呼救才真正被受理了。如果排队时间过长导致电话断线，请立即重新拨打 120 急救电话。

（4）如果是在路上救助陌生伤病员，对于神志尚清的，还应记下其亲属的联系电话。

（5）如果在家中，还需要准备好现金、生活必需品、社保卡，带好旧病历、旧的检查结果（如 X 光片等）。

（6）搬走过道上阻碍伤病员搬运的各种物品，以便更快转运。

（7）在救护车到来前让人到指定地点等候救护车，晚上要带好手电筒。车到后，要引导和接送车辆。熟悉伤病员情况的家属最好随车同往医院。

（8）如果同时拨打了多家医院急救电话，伤病员已运送某家医院，要及时打电话告知其他医院，以免影响其他人员用车。

（9）偏僻的农村或矿区有伤病员，晚上呼叫 120 救护车时，最好说明行车路线，在当地标志明显的地方接应救护车，以免找不到地点耽误伤病员救治。

（10）有时已经呼叫了救护车，但又因等不及而打车到医院，如果途中遇到最初呼叫的救护车，最好和司机沟通清楚，让他们和你一路同行，因为医护人员会最大限度地保证伤病员的安全运送。

四、世界各国（地区）紧急呼救电话

世界各国（地区）紧急呼救电话（部分）如表 1-3-1 所示。

表 1-3-1　世界各国（地区）紧急呼救电话（部分）

国家（地区）	紧急呼救电话
中国内地（大陆）	医疗救护电话：120
	交通：122（高速：12122），火警：119，报警：110
中国香港	急救：999
中国台湾	急救：119
日本	火灾、急救电话：119
	事件、事故报警电话：110
韩国	火警、救护车电话：119
	报警电话：110
澳大利亚	火警、匪警、急救电话：000
德国	急救、火警电话：112
	匪警电话：110
美国	紧急求援电话：911
法国	救护车：15
	报警电话：17，消防车：18

第四节 | 救护现场判断

 一、现场救护的流程

（1）现场评估，在确保安全前提下，迅速将伤病员带离危险区域。

（2）判断伤情，及时呼救，寻求帮助。

（3）检伤分类，先救命后救伤；尽力维持伤病员的生命基本体征，迅速对呼吸、心跳停止者实施心肺复苏。

（4）配合专业急救，协助 120 或医疗单位安全转运伤病员。

 二、现场评估

现场评估的方法：在紧急情况的意外现场，通过眼睛观察、耳朵听声、鼻子闻味等对异常情况做出分析判断，遵循救护原则，充分利用现场的人力和物力实施救护。

现场评估的内容：现场环境安全性、引起事故的原因、受伤人数及周围环境状况，判断现场可以利用的资源和需要何种援助等。

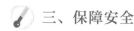 三、保障安全

1. 自身安全

在现场救护中，不要兼顾太多工作，以免使伤病员及自身陷入险境。在不能消除存在的危险的情况下，尽量确保伤病员与自身的距离，安全救护。

2. 伤病员安全

评估伤病员是否处于险境，是否需要撤离；考虑伤病员的救治是否在安全范畴，有无二次伤害危险。

3. 现场安全

留意现场潜在危险——煤气、触电、地震余震、火灾烟雾；避免身陷险境——控制交通、关掉引擎、面罩防护；剔除危险因素——截断电源、关闭煤气、脱离危险环境。

四、个人防护及物品

"第一反应者"在现场救护中，在可能的情况下应使用个人防护用品，防止各类病原体进入体内。基础个人防护物品有：口罩（图1-4-1）、手套、呼吸膜及呼吸面罩（图1-4-2）等。如条件允许，培训合格的急救员可配备防护手套（避免

双手接触伤病员血液或其他体液）、医用防护服（有传染性疾病伤病员搬运和救治时的保护）、呼吸面罩（人工呼吸时防护用）、医用外科或 N95 口罩（避免环境污染或呼吸系统感染）、眼罩（避免眼睛接触伤病员血液和其他体液）等。

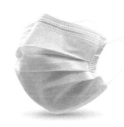
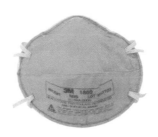

图 1-4-1　医用外科口罩及 N95 口罩

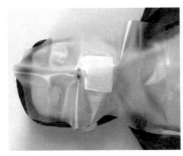
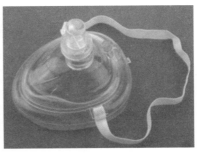

图 1-4-2　呼吸膜及呼吸面罩

　　洗手：认真、规范洗手是重要的自我防护措施之一。救护人员在手上沾染污物或者在救援完成脱下手套后，可用肥皂洗手。注意，先用清洁水冲洗双手，然后涂抹肥皂，双手对搓，掌心掌背和手指所有表面都至少搓洗 20 秒钟。再用大量清洁的水冲洗双手，使用干净纸巾或吹风器使双手干燥，并使用纸巾关闭水龙头。

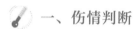

第五节 伤情判断及检伤分类

一、伤情判断

（一）垂危情况判断

总体来说，判断垂危伤病员可从意识、气道、呼吸、循环体征等方面着手。

1. 意识

正常人或一般伤病员的意识是清醒的。如果伤病员的意识已丧失，尤其是突然间意识丧失或昏倒在地，此时应轻拍其双肩、在其耳侧大声呼唤（图 1-5-1），认识的呼唤其名字，否则用："喂，喂，你怎么了？"美国近年来约定俗成的呼叫格式"Are you OK？"现已普及其他国家。大声呼唤几次，如无任何反应，说明伤病员已陷入垂危状态。

2. 气道

保持气道畅通对呼吸而言是必要条件。一些意外事故或伤病员发生严重呕吐等情况，可能因伤病员的体位或呕吐物

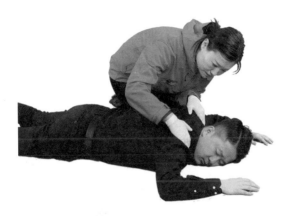

图 1-5-1　判断意识

堵塞呼吸道而使呼吸停止。如伤病员有反应但不能说话，不能咳嗽，也可能存在气道梗阻的情况，应先检查呼吸道是否通畅，有无被痰涕、呕吐物甚至假牙脱落阻塞，如有，则必须打开气道并立即清除（图 1-5-2）。

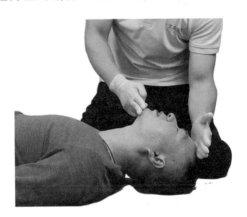

图 1-5-2　打开气道

3. 呼吸

呼吸是生命存在的征象。观察伤病员胸部或腹部起伏，每次起和伏就是一次呼吸。正常成人每分钟呼吸次数为 16～20 次，儿童为 20～30 次，婴儿为 36～40 次，过快、过慢都是病情危重的表现之一。人临死前，呼吸会变缓慢，不规则，直到呼吸停止（图 1-5-3）。

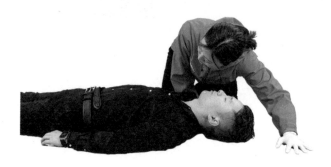

图 1-5-3　判断呼吸

4. 循环体征

检查循环体征是指评价患者的呼吸和心跳、咳嗽情况、运动情况、皮肤颜色以及脉搏等。

正常成人心跳次数为每分钟 60～100 次，儿童每分钟 80～120 次，婴儿每分钟 120～140 次。判断心跳（脉搏）（图 1-5-4）应选大动脉测定其有无搏动。现场救护时，一般采用触摸颈动脉方式判断有无心跳。严重的心脏急症如急性心肌梗死、心律失常以及严重的创伤、大失血等危及生命时，心跳或加快，超过每分钟 120 次；或减慢，每分钟 40～50 次；或不规则，忽快忽慢，忽强忽弱。这些均为心脏呼救的信号，都要引起重视。

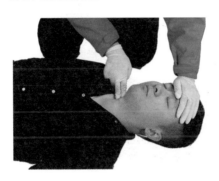

图 1-5-4 判断脉搏

（二）局部伤情检查

完成意识、气道、呼吸、循环体征的评估后，还要对伤病员的局部情况进行判断。如对伤病员的头部、颈部、胸部、腹部、骨盆、脊柱、四肢进行检查，看有无开放性损伤、骨折畸形、触痛、肿胀等体征，以准确判断伤病员病情。

1. 头部检查（图 1-5-5）

颅脑损伤一旦发生，其致死率和致残率都很高，因此不容忽视。对于清醒者，询问其头部有无碰撞，有无头痛、头晕、短暂意识丧失等症状。检查时应避免摆动颈部，并将手指伸进头发检查，主要检查伤病员有无头部的表浅损伤如头皮血肿、头皮裂伤等。

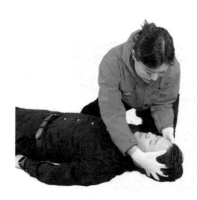

图 1-5-5　头部检查

（1）面部：检查伤病员面色是否苍白、青紫或潮红，有无大汗。

（2）口唇：检查伤病员口唇有无发绀；口腔内有无呕吐物、血液、食物或脱落的牙齿，如发现牙齿脱落或安装有假牙要及时清除；观察口唇色泽及有无破损，有无因误服腐蚀性液体致口唇烧伤或色泽改变；经口呼吸者，观察呼吸的频率、幅度，有无呼吸阻力或异味。

（3）鼻：检查伤病员鼻腔是否通畅，有无呼吸气流；有无血液或脑脊液自鼻孔流出；鼻骨是否完整或变形。

（4）眼：检查伤病员眼球表面有无出血、充血，眼球运动是否正常及视物是否清楚等。

（5）耳：检查伤病员耳道中有无异物；有无液体流出，是血性的还是清亮的；耳廓是否完整；听力如何。

（6）头颅骨：检查伤病员头颅骨是否完整，有无血肿或凹陷。

（7）瞳孔：检查伤病员瞳孔是否等大等圆，瞳孔不等大常提示有颅脑损伤；对光反射是否灵敏（能否跟随光源移动）；瞳孔一侧散大常提示有颅脑血肿及脑疝；双瞳孔缩小如针尖大小常提示有机磷、吗啡、毒蕈等中毒及脑干病变；双侧瞳孔散大到边、对光反射消失、眼球固定常是濒死或已死亡的征象。

2. 颈部检查（图 1-5-6）

脊柱和脊髓损伤致残率很高，对脊柱骨折的伤病员不正确的搬运，很可能导致伤病员的脊髓受损，造成伤病员截瘫，给伤病员及其家庭造成极大的痛苦。检查时手法应轻柔，避免颈部转动移位。

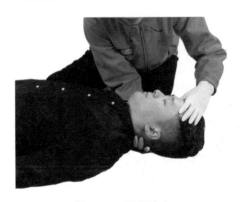

图 1-5-6 颈部检查

（1）颈椎：了解伤病员颈后、背部有无压痛点，判断颈椎是否受损。

（2）出血：轻柔地检查颈部有无损伤、出血、血肿。

3. 胸部检查（图 1-5-7）

（1）锁骨：判断伤病员有无异常隆起或变形。在其上稍施压力，观察有无压痛，以确定有无骨折。如有，则应实施定位。

（2）胸廓：观察伤病员在呼吸时两侧胸廓起伏是否对称；判断胸部有无创伤、出血或畸形，可双手平开轻轻在胸部两侧施加压力，检查有无肋骨骨折。如果伤病员出现胸部疼痛、压痛、呼吸困难等，则提示有胸部损伤存在；如果触检伤病员出现皮下握雪感，则提示伤者有皮下气肿，预示伤情较重。

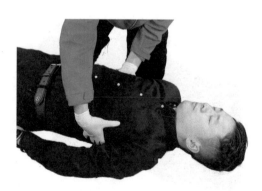

图 1-5-7 胸部检查

4. 腹部检查（图 1-5-8）

观察腹壁有无创伤、淤血或出血；腹壁有无压痛或肌紧张（触之比正常人腹壁张力大）；确定可能受到损伤的脏器及范围。如伤病员出现腹痛、腹部压痛，肝、脾、肾区叩击痛，则应怀疑伤病员有相应的脏器损伤。

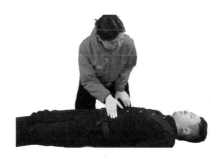

图 1-5-8　腹部检查

5. 骨盆检查（图 1-5-9）

（1）骨盆：两手分别放在伤病员髋部两侧，检查有无疼痛，轻轻施加压力，避免损伤大血管。

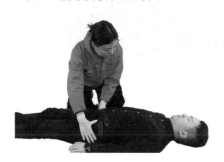

图 1-5-9　骨盆检查

（2）外生殖器：观察外生殖器有无明显损伤、淤血、出血或肿胀，并应注意隐私保护。

6. 四肢检查（图 1-5-10）

上肢：检查上臂、前臂及手部有无异常形态、肿胀或压痛。如伤病员神志清醒，能配合身体检查，可以让伤病员自己轻微、缓慢活动手指及前臂，检查其力量（肌力）变化和皮肤感觉，并注意肢端颜色、感觉运动及血液循环状况（有无苍白、青紫和发凉等）。

下肢：用双手在伤病员双下肢进行检查，两侧相互对照，看有无变形或肿胀，但不要抬起伤病员的下肢。可轻柔地脱下伤病员的袜子，检查足背动脉搏动情况。

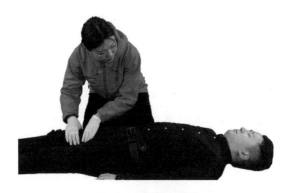

图 1-5-10　四肢检查

注意事项：检查伤病员时，救护员一般双腿跪于伤病员一侧，多为右侧。脊柱损伤，不建议随意搬动检查，如有能力，规范做好固定、进行科学搬运，如现场不具备良好的固定搬运能力，应以观察伤病情变化为重点并做好相应记录，陪伴伤病员等待专业救护人员到来。

二、检伤分类

伤病员量大时，必须进行伤情分类，分类后可用伤情分类卡（图 1-5-11）标记。伤员验伤后分四类（表 1-5-1），Ⅰ类伤员尽快转送医院及时进行抢救，可明显降低死亡率。

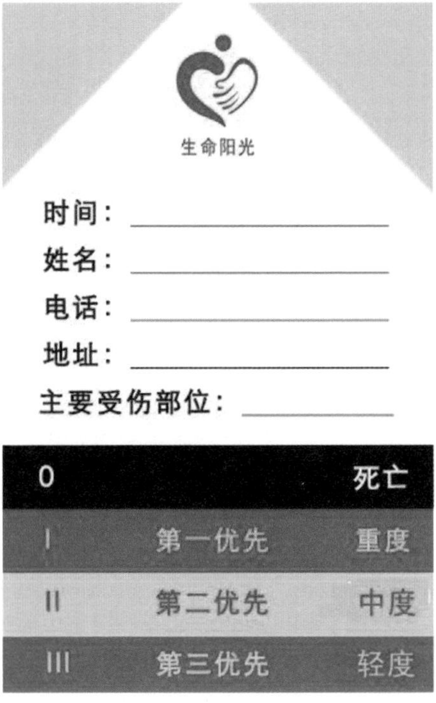

生命阳光

时 间：_____

姓 名：_____

电 话：_____

地 址：_____

主要受伤部位：_____

0		死亡
Ⅰ	第一优先	重度
Ⅱ	第二优先	中度
Ⅲ	第三优先	轻度

图 1-5-11 伤情分类卡

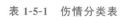

表 1-5-1　伤情分类表

类别	程度	标志	伤情	评估及处理
I	危重伤	红色	严重头部伤、大出血、昏迷、各类休克、严重挤压伤、内脏伤、张力性气胸、颌面部伤、颈部伤、呼吸道烧伤、大面积烧伤（30%以上）	表明伤情危重，有生命危险。非必要少移动，需现场积极救治并优先转运
II	中重伤	黄色	胸部伤、开放性骨折、小面积烧伤（30%以下）、长骨闭合性骨折	伤情相对严重但暂时没有明显生命危险，能正确回答问题，能按指令做出基本正确的配合。在现场能力范围内做好止血、固定等处理，稍后转运
III	轻伤	绿色	无昏迷、休克的头颅损伤和软组织损伤	基本可自由行走，伤情较轻，不需紧急救治，安置在安全区域，给予初步创伤处理，并注意心理安慰，后续转运

续表

类别	程度	标志	伤情	评估及处理
0	致命伤	黑色	无反应、无呼吸、无脉搏、瞳孔极度散大	交由善后人员按有关规定对死者进行处理

三、成人生命链

随着医学科学的发展，专家们在大量抢救实践中发现，在城市完善的急救网络系统下，隐隐存在着一条排列有序的链条。这条链，起点是伤病员受伤害的现场，终点是伤病员送达的医院，由一系列的抢救步骤组成。专家们将这条链称为生命链（chain of survival）。生命链是指在紧急情况下，采用目前经过循证医学研究证实的、系统规范的紧急救治措施。包括识别和启动应急反应系统、即时高质量心肺复苏（CPR）、快速电除颤、基础及高级急救医疗服务、高级生命维持和骤停后护理以及神经运动功能康复。特指发生急症、创伤或意外导致心搏骤停时，对患者实施心肺复苏中的一系列提高存活率的重要环节。这些环节相互作用、相互影响、环环相扣，任何一个环节的中断，都会降低心搏骤停患者的生存率，因此称为生命链。图 1-5-12 展示了美国心脏协会心肺复苏与心血管急救（AHA ECC）2020 成人生命链。

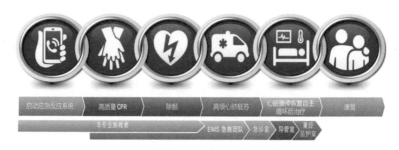

图 1-5-12　AHA ECC 2020 成人生命链图示

1. 第一环节——尽早识别、求救

通过判断患者意识、呼吸，尽早识别心搏骤停，一旦发生心搏骤停，必须快速采取行动，及时启动应急反应系统。

2. 第二环节——尽早心肺复苏

发现心搏骤停后应立即开始心肺复苏，开始越早患者生存率越高。

3. 第三环节——尽早电除颤

尽快取得自动体外除颤器（automated external defibrillator，AED）对患者进行除颤，能极大地提高院外心搏骤停患者的生存机会。

4. 第四环节——尽早提供高级生命支持

高级生命支持是专业医务人员在心搏呼吸停止现场，或

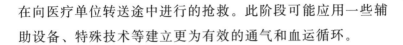

在向医疗单位转送途中进行的抢救。此阶段可能应用一些辅助设备、特殊技术等建立更为有效的通气和血运循环。

5. 第五环节——心搏骤停后综合治疗

入院后即使自主循环已经恢复，仍要强调多学科综合优化救治，直至患者健康出院。

6. 第六环节——神经运动功能康复

经历过心搏骤停的患者，在急性期治疗后，通过多种形式，进行短期或者长期康复治疗，对于其生存质量和回归社会具有重大的意义。

生命链的前四个"尽早"，即尽早识别、呼救（启动应急反应系统），尽早心肺复苏（CPR），尽早电除颤（AED应用），尽早提供高级生命支持（转运等），是关系到现场救护效果的关键点。

第六节　家庭应急储备

 一、家庭急救箱

家里常备一个简单、实用的急救箱（包）（图 1-6-1），放一些必要的急救用品和药品，可以及时救护突发伤病的家人。急救箱（包）用品见表 1-6-1。

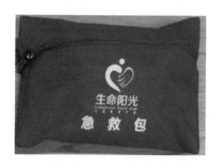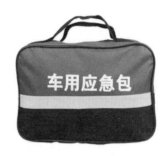

图 1-6-1 急救箱（包）

表 1-6-1 急救箱（包）用品

序号	名称	单位	数量	备注
1	体温计（枪）	支	1	测体温用，注意定期检查电量
2	三角巾	条	1～2	固定包扎
3	弹力绷带	包	1～2	加压和止血包扎
4	无纺布无菌纱布	包	2	伤口包扎用，防止感染且不粘连
5	棉签	包	1	用于清除伤口血迹、污物等
6	创可贴	盒	1～2	尽量备用两种：弹力透气和防水
7	碘伏棉签	瓶	1	伤口消毒
8	酒精棉球（片）	瓶	1	伤口消毒
9	橡胶或塑料手套	副	2～4	救护时自我保护用，有破损及时更换

序号	名称	单位	数量	备注
10	别针	枚	5	固定绷带、三角巾等
11	圆头剪刀	把	1	黑暗和紧张状况下使用也相对安全，用于剪开胶布或绷带或衣物等
12	镊子	把	1	代替双手进行操作或用于异物的去除
13	胶带	盒	1	包扎伤口
14	弹力止血带	条	1	加压止血
15	多功能手电	支	1	应急照明、瞳孔检查
16	医用外科口罩	只	2	救护时自我保护用
17	快速冰袋	袋	1	发热物理降温、外伤冷敷消肿止痛
18	口对口呼吸器（膜）	个	2	人工呼吸时隔离保护用

除以上物品外，可根据家人的健康状况和家庭条件配备其他药物和用品。所有急救箱（包）用品应注意有效期，定期更换。

二、居民家庭应急储备清单

应急管理部发布全国基础版家庭应急物资储备建议清单，"鼓励家庭根据需要储存一定数量的生活必需品"。

1. 基础版（表 1-6-2）

基础版清单分为应急物品、应急工具、应急药物三大类。

表 1-6-2　基础版应急物资储备清单

分类	序号	物品名称	备注
应急物品	①	具备收音功能的手摇充电电筒	可对手机充电、FM 自动搜台、按键可发出报警声音
	②	救生哨	建议选择无核设计，可吹出高频求救信息
	③	毛巾、纸巾	用于个人卫生清洁
	④	水和食物	保障每人 3 天基础饮水、进食需求
应急工具	①	呼吸面罩	消防过滤式自救呼吸器，用于火灾逃生使用
	②	多功能组合工具	有刀、锯、螺丝刀、钢钳、剪刀等组合功能
	③	应急逃生绳	用于较高楼层逃生使用
	④	灭火器/防火毯	可用于扑灭油锅火等，起隔离热源及火焰作用，或披覆在身上逃生

续表

分类	序号	物品名称	备注
应急药物	①	常用医药品	抗感染、抗感冒、抗腹泻类非处方药（少量）
	②	医用材料	创可贴、纱布、绷带等用于外伤包扎的医用材料
	③	碘伏棉棒	处理伤口、消毒、杀菌

2. 扩充版（表 1-6-3）

扩充版清单还包括医疗急救用品和重要文件资料两类。

表 1-6-3 扩充版应急物资储备清单

分类	项目	物品名称
医疗急救用品	消毒用品	碘伏棉棒/酒精棉棒
		抗菌软膏
	包扎用品	创可贴/医用纱布块/纱布卷
		医用弹性绷带
		三角绷带
		止血带/压脉带
	辅助工具	剪刀/镊子
		医用橡胶手套
		胶带
		棉花球
		体温计

续表

分类	项目	物品名称
重要文件资料	家庭成员资料	身份证
		户口本
		机动车驾驶证
		出生证
		结婚证
	重要财务资料	适量现金
		银行卡、存折
		房屋使用权证书
		股票、债券等
	其他重要资料	家庭紧急联络单（电话联系表）
		保险单
		家庭应急卡片（建议正面附家庭成员照片、血型、常见疾病及情况，反面附家庭地址、家庭联系方式、应急部门联系电话和紧急联络人联系方式）

三、车载急救箱（表 1-6-4）

表 1-6-4　车载急救箱物品

序号	名称	数量	用途
1	单阀门式呼吸罩	1个	心肺复苏
2	急救毯	1个	转移伤员

续表

序号	名称	数量	用途
3	手动吸痰器	1套	手动吸痰
4	弹性头套	1个	头部外伤包扎
5	一次性速冷袋	1个	局部冷敷
6	医用酒精	1瓶	消毒伤口
7	过氧化氢溶液	1瓶	清洗伤口
8	0.9％的生理盐水	1瓶	清洗伤口
9	2％碳酸氢钠	1瓶	处理酸灼伤
10	2％醋酸或3％硼酸	1瓶	处理碱灼伤
11	解毒药品	按实际需要	职业中毒处理
12	脱脂棉花	2包	清洗伤口
13	脱脂棉签	5包	清洗伤口
14	中号胶布	2卷	粘贴绷带
15	无菌纱布	2包	包扎伤口
16	绷带	2卷	包扎伤口
17	剪刀	1个	急救
18	镊子	1个	急救
19	医用手套、口罩	5双（个）	防止施救者被感染
20	烫伤软膏	2支	烫伤部位消肿
21	保鲜纸	2包	包裹烧伤、烫伤部位
22	创可贴	10个	止血护创
23	伤湿止痛膏	2个	瘀伤、扭伤
24	止血带	2个	止血

续表

序号	名称	数量	用途
25	三角巾	2 包	固定受伤的肢体、敷料或骨折处
26	高分子急救夹板	1 个	骨折处理
27	眼药膏	2 支	处理眼睛
28	洗眼液	2 支	处理眼睛
29	体温计	2 支	测体温
30	急救使用说明	1 份	学习资料
31	微型手电筒	1 个	照明

第七节　健康生活方式

健康主要取决于自己，《"健康中国 2030"规划纲要》号召我国民众要具有"主动的健康意识"，健康的生活方式对健康起着至关重要的作用。世界卫生组织调查发现，不健康的生活方式是导致慢性疾病发生的主要因素，而很多急危重症都源于我们的慢性疾病，所以养成科学健康的生活习惯十分重要。

目前推崇的健康六大基石包括合理膳食、适量运动、戒烟限酒、心理健康、早防早治、洁净环境，这是实现长寿而不得病、少得病及不得大病的基础。

1. 合理膳食

合理膳食包括食物种类和进食方式两方面。在慢性病及癌症中，很多是因"病从口入"引起的，因此应重视食物多样性和恰当的进食方式。可多品种食物合理搭配，如注意适当增加食物粗纤维摄入，增加粗粮和高纤维食物的摄入，水果摄入量每日约 200～350g，蔬菜摄入量每日不少于 300g；减少红肉（猪、牛、羊等）和加工肉类（腌制、熏制和午餐肉等）的摄入；减少食用生冷、油炸、辛辣、过热、过硬及高盐的食物；还要注意尽量减少外出进食次数，不暴饮暴食等。

《中国居民膳食指南（2023）》有 8 项核心准则：① 食物多样，合理搭配；② 吃动平衡，健康体重；③ 多吃蔬果、奶类、全谷、大豆；④ 适量吃鱼、禽、蛋、瘦肉；⑤ 少盐少油，控糖限酒；⑥ 规律进餐，足量饮水；⑦ 会烹会选，会看标签；⑧ 公筷分餐，杜绝浪费。

2. 适量运动

大量研究证明，适量运动可增加免疫力，有效降低疾病包括癌症的发生率。根据年龄、身体状况、体力和个人爱好，可选择适合的运动方式和运动量，最好请有经验的运动指导师开具适合个人的运动处方，在保证适量运动的同时，防止运动伤害的发生。

3. 戒烟限酒

不吸烟、尽早戒烟和控制饮酒无疑是有益于个人健康的，大量事实印证，戒烟限酒可减少多种慢性疾病及癌症的发生。

4. 心理健康

健康的一半是心理健康，疾病的一半是心理疾病。应主动调整心态，必要时定期进行心理咨询。

5. 早防早治

国内外多项研究证实，早防早治可明显降低包括癌症在内的多种疾病发病率，提高生存质量，减轻家庭和社会的经济负担。因此《"健康中国 2030"规划纲要》特别强调"全民健康"，落实预防为主的策略，推行健康生活方式，定期体检，有病早发现、早诊断、早治疗、早康复。

6. 洁净环境

洁净的空气、干净的室内环境、良好的生态，亦会减少多种疾病的发生。

第
二
章

急危重症的救护

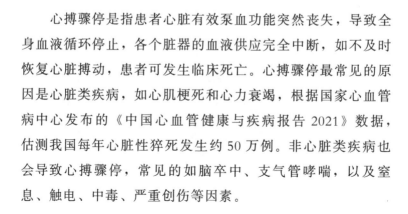

第一节 **心搏骤停与心肺复苏技术**

心搏骤停是指患者心脏有效泵血功能突然丧失，导致全身血液循环停止，各个脏器的血液供应完全中断，如不及时恢复心脏搏动，患者可发生临床死亡。心搏骤停最常见的原因是心脏类疾病，如心肌梗死和心力衰竭，根据国家心血管病中心发布的《中国心血管健康与疾病报告 2021》数据，估测我国每年心脏性猝死发生约 50 万例。非心脏类疾病也会导致心搏骤停，常见的如脑卒中、支气管哮喘，以及窒息、触电、中毒、严重创伤等因素。

发生心搏骤停，尤其是在医院外发生时，通过徒手、应用辅助设备来维持人工循环的心肺复苏（cardiopulmonary resuscitation，CPR）是最基本的抢救方法。

一、现场心肺复苏的程序及操作技术

现场救护员首先应对患者有无意识及呼吸做出基本判断，如果无意识、无呼吸（或叹息样呼吸），应立即呼救并开始CPR。

（一）判断意识

轻拍患者双肩，并大声呼叫："先生（女士），你怎么啦?"患者无动作及应声，即判断为无意识、无反应（图2-1-1）。

如果是婴幼儿，用手拍打脚底或脚后跟（图2-1-2），千万不能摇晃，以防止颈椎受伤。

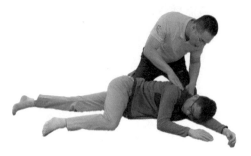
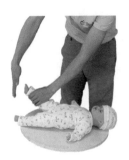

图 2-1-1 判断意识　　　　图 2-1-2 判断婴幼儿意识

（二）呼救

发现患者无意识，应立即高声呼救："快来人呀，有人晕倒了!"请人帮助立即拨打120，寻求会急救者共同施救，并尽快取来体外自动除颤器（AED）。

（三）判断呼吸

如果患者为俯卧位，先将其翻转为仰卧位再检查呼吸（图2-1-3）。保持患者呼吸道通畅，将患者衣服解开，俯身侧头平视患者胸腹部有无起伏，检查时间约10秒，时间过短影响判断准确性，时间过长则会影响急救效率。若患者无意识，无呼吸，则视为无心跳，需立即进行心肺复苏。

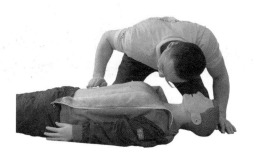

图 2-1-3 判断呼吸

（四）心肺复苏体位

患者应仰卧于硬板床或坚硬的平整地面上，保持头部、躯干、下肢成直线。施救者位于患者胸部的一侧（图2-1-4），如果是双人施救，则第二名施救者在患者的头顶位置进行气道管理（图 2-1-5）。

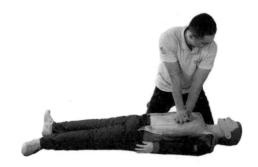

图 2-1-4　单人施救

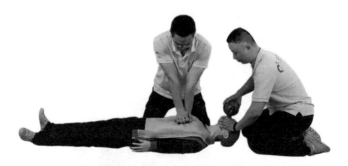

图 2-1-5　双人施救

（五）心肺复苏

1. 胸外心脏按压

（1）按压部位：胸部正中、两乳头连线水平，即胸骨下半部（图 2-1-6）。

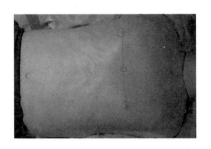

图 2-1-6　按压部位

（2）按压姿势：双手十指相扣，掌根重叠紧贴患者胸壁，掌心翘起。双肘关节伸直并向内夹紧，上肢呈一条直线垂直于地面，以髋关节为支点，上半身作为整体向下按压（图 2-1-7）。

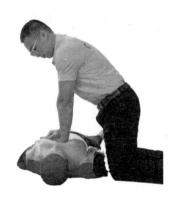

图 2-1-7　按压姿势

（3）对正常体形的成年患者，按压胸壁下陷幅度至少5 cm，但不超过 6 cm；若患者为儿童，则深度大约 5 cm，婴儿约 4 cm。每次按压后放松，使胸廓回复到按压前位置，放松时双手掌根不离开胸壁，以 100～120 次/分的频率连续按压，按压与放松间隔比为 1∶1。

2. 开放气道

观察口腔，如有异物，要进行清除。

用仰头举颏法打开气道，成年患者下颌角及耳垂连线与平卧面约呈 90°角（图 2-1-8），儿童约呈 60°角，婴儿约呈 30°角。

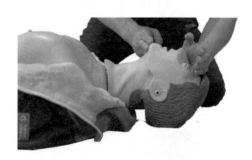

图 2-1-8　开放气道

3. 人工呼吸

用手捏住患者鼻孔，用口把患者口部完全罩住，缓慢吹气 2 次，每次吹气持续 1 秒，确保可见胸廓隆起（图 2-1-9）。吹气不可过快或过度用力。如果人工呼吸时未见胸廓隆起，2 次吹气后不用继续吹气，立即开始胸外按压，按压 30 次后再进行人工呼吸。

若患者为婴儿，则采取口对口鼻人工呼吸（图 2-1-10）。

如果现场只有 1 人进行心肺复苏施救，患者无论是成人、儿童还是婴儿，胸外按压与人工呼吸比皆为 30：2，即

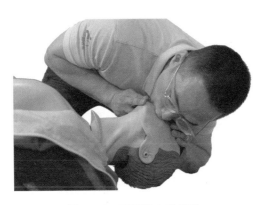

图 2-1-9　口对口人工呼吸

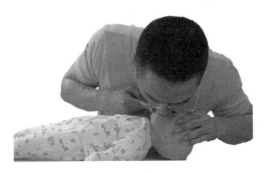

图 2-1-10　口对口鼻人工呼吸

30 次胸外按压加上 2 次人工呼吸；若施救者为 2 人，儿童与婴儿患者的胸外按压与人工呼吸比则变为 15∶2，成人患者不变。

　　在心肺复苏的过程中，施救者应随时观察患者，只有看到患者有生命迹象的时候，才可以停下心肺复苏并评估患者的意识、呼吸，否则，应该持续进行心肺复苏。

二、自动体外除颤器（AED）

尽早电除颤是生命链中重要的一环，对提高心搏骤停患者的生存率起到关键作用。当心脏受到创伤、触电、溺水或疾病等因素影响时，可能会造成心律失常，最严重的后果是心搏骤停。心室纤维颤动（室颤）和无脉性室性心动过速是两种常见的致命性心律失常，电除颤是治疗这两种心律失常的唯一有效手段。自动体外除颤器可自动分析患者心律，识别是否为可除颤心律，并通过发送除颤电流使心脏恢复正常心律。

（一）AED 的使用方法

（1）打开电源开关（或打开 AED 盖子），按语音提示操作（图 2-1-11）。

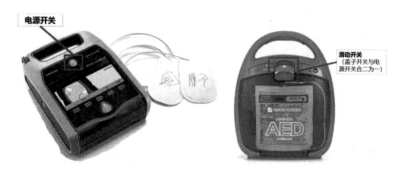

图 2-1-11　AED 电源开关

（2）按图示贴放 AED 电极片（图 2-1-12）。一片电极片放在胸骨右缘、锁骨之下，另一片电极片放在左腋前线之后第五肋间。若患者为儿童或婴儿，且 AED 有儿童模式并配有儿童/婴儿专用电极片，应按专用电极片上图示进行贴放（图 2-1-13）；若未配有儿童/婴儿专用电极片，则操作同成人。

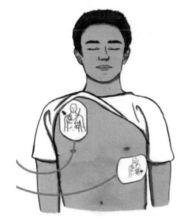 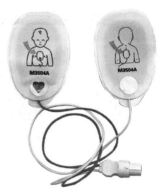

图 2-1-12　AED 电极片贴放位置　　图 2-1-13　儿童电极片

（3）AED 开始分析心律，施救者示意周围人员不要接触患者（图 2-1-14）。

（4）得到需要除颤的提示后，等待 AED 充电，再次示意不要接触患者，准备除颤。

（5）按除颤按钮进行电击除颤（图 2-1-15）。

（6）除颤后继续实施心肺复苏 2 分钟，AED 再次自动分析心律。如此反复操作，直至患者恢复心脏搏动和自主呼吸，或者专业急救人员到达。

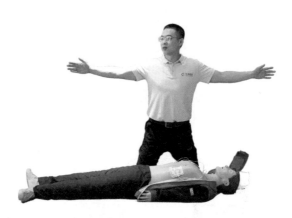

图 2-1-14　示意不要接触患者

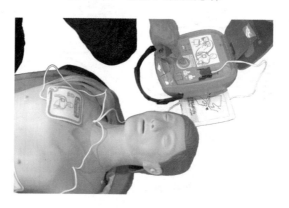

图 2-1-15　除颤

（二）　AED 使用注意事项

（1）不能在水中或者金属等导电体表面使用 AED。

（2）贴电极片前，确保患者胸部干燥，贴片处没有水或汗液，清除过多的胸毛，使电极片与患者皮肤紧密贴合。

（3）如果患者有植入式除颤器、起搏器，贴片应避开其位置贴放。

（4）如果 AED 分析心律提示不需要电除颤，则立即实施心肺复苏。

图 2-1-16 为现场救护流程图。

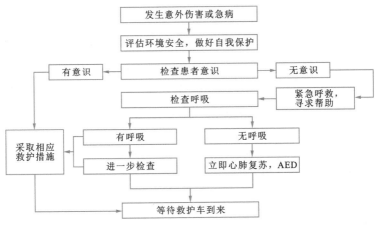

图 2-1-16 现场救护流程图

第二节 气道异物梗阻

气道异物梗阻即异物堵塞呼吸道，是日常生活中导致窒息最常见的原因之一。气体经咽喉进入气道，食物经咽喉进入食管，平时在神经系统精准的调节下，呼吸与进食在咽喉处各行其道，相安无事。当吃饭时说笑或打闹时，食物就可能误入气道，发生气道阻塞，引起呛咳、不能发声、口唇青紫，严重时出现窒息昏迷，危及生命。

气道异物梗阻是导致小孩意外死亡的常见原因，多发生在1～5岁的儿童身上。由于其发病骤然，病变迅速，危险性大，家长了解与此相关的急救知识非常有必要。常见的气管异物有西瓜子、花生米、糖块、果冻、黄豆以及一些光滑的小玩具等。有人认为，只有幼小的儿童才可能因为吃东西不当而造成气道异物梗阻，但越来越多的病例表明，老年人也会因吃东西不当而造成气道异物梗阻。

一、气道异物梗阻的表现

突然的剧烈呛咳、声音嘶哑、呼吸困难，常不由自主地手呈"V"形放于颈部（图2-2-1）。

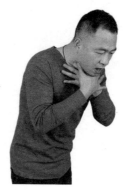

图 2-2-1　"V"形手势

完全性气道异物梗阻时，患者面色灰暗、发绀，不能说话，不能咳嗽，不能呼吸，甚至会昏迷倒地，窒息，呼吸停止。

二、急救方法

1. 背部叩击法

该方法适用于意识清醒的患者。施救时，鼓励患者大声咳嗽，嘱咐患者上身前倾，施救者用一只手掌根在两肩胛骨之间大力叩击，促使异物从口中出来，而不是顺气道下滑（图 2-2-2）。

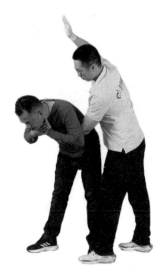

图 2-2-2 背部叩击法

2. 腹部冲击法（海姆利克冲击法）

该方法适用于意识清醒伴严重气道梗阻，用背部叩击法不能解除气道梗阻的患者。施救时，嘱咐患者双腿张开站立，弯腰，头前倾，施救者站在患者身后，环抱患者腰部，如患者为儿童或身材较矮，施救者可单腿跪在患者身后，一手握拳，握拳手的拇指侧抵住患者腹部肚脐与剑突之间、靠近肚脐的位置，另一手包住握拳手，快速用力向内、向上冲击（图 2-2-3）。

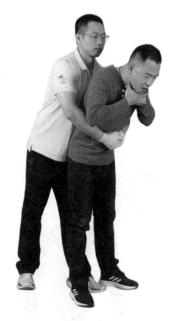

图 2-2-3 腹部冲击法

3. 胸部冲击法

该方法适用于不宜采用腹部冲击法的患者，如孕妇和肥胖者等。施救时，嘱患者采用跪姿，施救者站在患者身后，两臂从患者腋下环绕其胸部，一手握拳，拇指侧放于患者胸骨中部，另一手紧握此拳向内、向上冲击（图 2-2-4）。

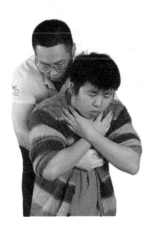

图 2-2-4 胸部冲击法

4. 胸部按压法（心肺复苏）

该方法适用于无意识或腹（胸）部冲击时发生意识丧失的气道异物梗阻患者。操作方法同心肺复苏。

5. 婴幼儿气道异物梗阻急救

（1）评估判断：观察患者是否有脸色发紫、双眼流泪、不能哭叫、不能呼吸等症状。

（2）查看口腔：查看是否有可见的明显异物阻塞（图 2-2-5），如可见，则用手指沿一侧掏出或用镊子夹出。如果取异物不成功，或异物太深看不见，则进行进一步急救。

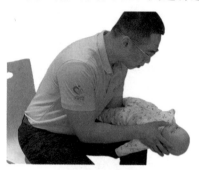

图 2-2-5　观察口腔异物

（3）背部拍击：施救者一手的手掌托住婴儿下巴（图 2-2-6），将婴儿翻过来臀高头低位趴在自己的手臂上，手臂放在自己大腿上作为支撑。另一手掌的掌根以向前、向下的方向用力拍击婴儿的背部。连续拍击 5 次，再进行下一步操作（图 2-2-7）。

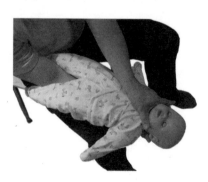

图 2-2-6　手掌托住下巴

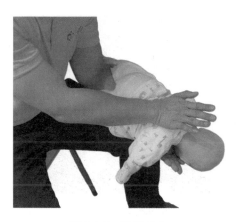

图 2-2-7　背部拍击

（4）胸部冲击：施救者一手的手掌托住婴儿的后脑勺（图 2-2-8），将婴儿翻过来平躺在自己的手臂上，手臂放在自己大腿上作为支撑。另一手以两指并拢，在胸骨的中段，以垂直于骨面的方向用力冲击，连续冲击 5 次（图 2-2-9）。

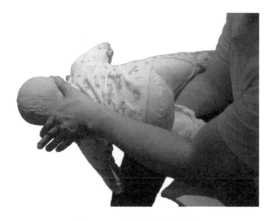

图 2-2-8　手掌托住后脑勺

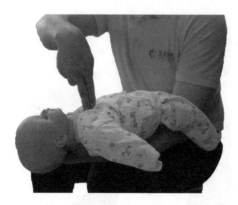

图 2-2-9　胸部冲击

（5）查看口腔：将婴儿口腔扒开，查看异物是否被冲出。如果已经冲出，则取出异物；如果没有，则继续重复步骤（3）和（4），然后再次查看口腔。

（6）如果发现婴儿没有反应，则立即进行心肺复苏，同时拨打 120 急救电话。

图 2-2-10 为成人/儿童气道异物梗阻急救流程图。

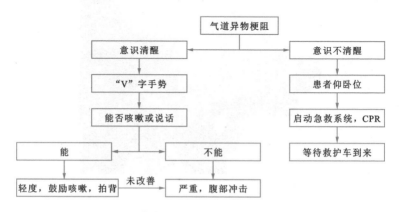

图 2-2-10　成人/儿童气道异物梗阻急救流程图

第三节　急性冠状动脉综合征

急性冠状动脉综合征是指急性心肌缺血引起的一组临床综合征，是冠心病的一种严重类型。它包括急性心肌梗死和不稳定型心绞痛，常发生于老年、吸烟、高血压、糖尿病、高脂血症、腹型肥胖及有早发冠心病家族史的患者。本症状是由于供应心脏血液的冠状动脉形成了粥样斑块使管腔狭窄、闭塞，导致心脏血液供应减少甚至部分中断，从而引起心肌缺血、缺氧坏死。体力劳动者易发生急性冠状动脉综合征。情绪激动如发怒、过度兴奋、焦虑等，尤其是饱餐后或在寒冷气候下急促走路也易引起心血管意外发作。一般安静时发作的病例多较严重。

一、急症表现

急性冠状动脉综合征的急症表现有胸痛、胸闷、出汗、恶心、呕吐、面色苍白、口唇青紫、濒死感等。

二、应急救护要点

（1）立即停止活动，就地休息，处于舒适体位解开领口、腰带等，使呼吸通畅（图2-3-1），如在室内，则开窗通风，有条件可吸氧。

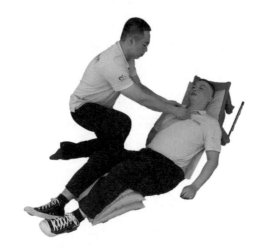

图 2-3-1 半卧位

（2）迅速评估患者意识、呼吸以及心律情况，有条件可测量血压、脉搏、血氧饱和度以及血糖。如果发现有呼吸、心跳骤停的，应立即进行心肺复苏。

（3）拨打120。

（4）正确协助患者服药：硝酸甘油舌下含服 1 片（0.5 mg），3～5分钟后如症状不缓解可再含服 1 片，最多连续不超过 3 次。或阿司匹林肠溶片嚼服 300 mg。

（5）密切观察病情。

（6）转运医院的选择：虽然"就近转诊"是急救转运的基本原则，但考虑到急性冠状动脉综合征患者的后续治疗，应优先将其转运到有条件进行再灌注治疗的医院，并及时沟通，做好医疗衔接。

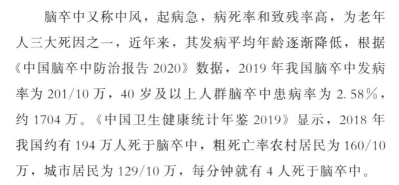

第四节 脑卒中

脑卒中又称中风，起病急，病死率和致残率高，为老年人三大死因之一，近年来，其发病平均年龄逐渐降低，根据《中国脑卒中防治报告 2020》数据，2019 年我国脑卒中发病率为 201/10 万，40 岁及以上人群脑卒中患病率为 2.58％，约 1704 万。《中国卫生健康统计年鉴 2019》显示，2018 年我国约有 194 万人死于脑卒中，粗死亡率农村居民为 160/10万，城市居民为 129/10 万，每分钟就有 4 人死于脑卒中。

突发脑卒中时抢救方法很关键，若不得法，则会加重病情。它是以突然意识不清，嘴角向一侧歪斜，出现单侧身体偏瘫，伴有失语、喷射性呕吐等为主要症状的一类疾病，多见于有高血压病史和 50 岁以上的中老年人，具有发病率高、死亡率高、致残率高、复发率高、并发症多的"四高一多"特点。

一、急症表现

脑卒中的急症表现包括头痛，呕吐，口角歪斜，肢体麻木，单侧身体偏瘫，失语，意识不清等。

二、应急救护要点

（1）评估现场环境，快速识别脑卒中。

"FAST"（面-臂-语言试验）是国际公认的脑卒中筛查原则。F（Face）即要求患者微笑，看嘴角是否歪斜；A（Arm）即要求患者举起双手，看患者是否有肢体麻木无力现象；S（Speech）即请患者重复说话，看其是否言语表达困难或者口齿不清；T（Time）即明确记下发病时间。

2016 年我国在面-臂-语言试验基础上结合中国文化特点提出了"中风 120"这种便于公众理解的卒中识别方法："看到 1 张不对称的脸，查 2 只手臂是否单侧无力，聆（0）听讲话是否清晰"，帮助患者和家属迅速识别卒中并立即拨打 120 就医。

（2）拨打 120。

（3）生命体征评估。

迅速评估患者意识、呼吸以及心律情况，有条件可测量血压、脉搏、血氧饱和度以及血糖。如果发现患者无呼吸或心跳骤停的，应立即进行心肺复苏。

（4）安置患者于舒适的位置。

对可以耐受平躺的患者采取仰卧位，对意识不清或有恶心、呕吐等症状的患者，建议采取侧卧位且床头抬高 20°～30°（图 2-4-1）。

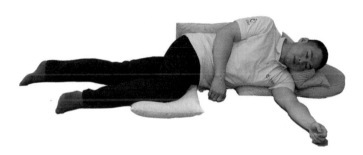

图 2-4-1　侧卧位

（5）保持通风，有条件可吸氧。

（6）禁止患者进食、进水，不要服用降压药。

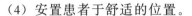

第五节　癫痫大发作

癫痫俗称"羊角风""羊痫风"，是一种突发性疾病，起因是大脑内某种神经细胞的过度同步放电引起的短暂脑功能障碍。癫痫的发作程度轻重相差很大，程度轻者仅表现为短时的呆滞，程度重者则可表现为全身抽搐，口吐白沫，也就是大家所熟悉的"羊角风"，即癫痫大发作。

一、急症表现

（1）突然尖叫，神志丧失，猝然摔倒。

（2）全身抽动，面色青紫，瞳孔散大，口吐白沫。

（3）舌唇常被咬破，有小便失禁等表现。

（4）每次发作历时数分钟，发作停止后昏睡数十分钟，醒来后对发作过程毫无记忆。

（5）少数患者连续发作数小时或十几小时，神志始终不清醒，伴有发高烧和脱水现象。

二、应急救护要点

1. 摆放体位

对于俯卧、口鼻朝下的患者，迅速改变其体位为平卧位，头偏向一侧，或直接侧卧位，以防止呼吸道堵塞导致窒息。不可强行按压其肢体，以免造成肌肉、韧带、关节损伤。

2. 畅通气道

解开衣扣，及时清理口腔和鼻腔异物，保持呼吸通畅，以利于呼吸。不要往口中塞任何东西，因为癫痫发作咬伤舌头造成的伤害不大，而口中异物反而会损伤口腔甚至堵塞呼吸道导致窒息。

3. 避免外伤

避免患者从床上摔下，将患者周围可能造成外伤的物品如花瓶移开。在患者头下垫些柔软的衣物或枕头，避免撞伤头部。

4. 严密观察

为防止患者吐出的唾液或呕吐物吸入气管引起窒息，施救者或家人应始终守护在患者身旁，随时擦去患者的吐出物。

5. 发作间期或昏睡期处理

当患者全身肌肉抽搐痉挛停止，进入昏睡期后，应迅速将患者的头转向一侧，让患者口中的唾液和呕吐物流出，避免窒息。可将其原来的姿势改为侧卧，防止窒息或者气道堵塞。

6. 及时送医

第六节 低血糖昏迷

糖尿病会发生种种并发症，其中特别要警惕低血糖昏迷。它对神经系统的影响极大，如不及时进行抢救治疗，昏迷超过 6 小时就会造成不可恢复的脑组织损坏，甚至死亡。

低血糖昏迷多由胰岛素应用过量导致，在低血糖昏迷发生前，患者常常感到心慌头昏、饥饿手抖、冒冷汗等，病情进一步发展，会出现烦躁、抽搐、精神失常，最后患者会陷入昏迷。

一、急症表现

低血糖昏迷的急症表现有出汗、颤抖、心悸、焦虑、紧张、饥饿感、全身乏力、面色苍白、四肢发冷、脉搏增快等。

二、应急救护要点

1. 平卧侧头，畅通气道

如果糖尿病患者突然意识丧失，应立即将患者的衣服解开，将患者放平并让患者侧头，保证气道通畅。

2. 辨明昏迷性质

因低血糖昏迷时，患者皮肤潮湿，呼吸无特殊气味。有条件可以通过查血糖分辨。

3. 快速处理

患者恢复意识且能自主吞咽时，可让患者喝温甜水或吃糖块、甜点、饼干、果汁之类含糖较高的物质；若患者意识不清醒则禁食禁水，迅速送往医院。

第七节 哮喘

哮喘是气道的一种慢性过敏反应炎症性疾病，其发作多有季节性。

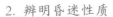 一、急症表现

哮喘的急症表现有反复发作的喘息、胸闷、咳嗽、呼吸困难、面色苍白或发紫、心率增快、可以听到哮鸣音。

二、应急救护要点

1. 识别原因

询问患者病史，了解发病原因。如果是由于过敏引起的哮喘，应立即远离过敏源。

2. 摆放体位，通畅呼吸

不要将患者平卧，采取坐位或半卧位，同时解开其衣领、皮带等束缚，帮助患者进行深呼吸或者是提高自己的气量。对于女性患者，如果内衣太紧，也需要松解，但需告知患者本人或相关人员并作解释。若气道内有分泌物阻塞，可让患者吸入水蒸气，这有助于稀释分泌物，便于患者咳出。

3. 安慰患者

发病时患者会感到精神紧张、烦躁、恐惧，这时施救人员一定要表现得沉着冷静，守护在患者身旁，安慰患者，使其尽量放松。

4. 急救药物

万托林（硫酸沙丁胺醇吸入气雾剂）经口腔吸入，以1揿100μg作为最小起始剂量，如有必要可增至2揿。

博利康尼（硫酸特布他林片）口服，成人每次 2.5 mg，每天 3 次。儿童酌减。

必可酮（丙酸倍氯米松气雾剂）经口腔吸入，成人每次喷药 0.05～0.1 mg（每揿一次约喷出主药 0.05 mg），一日 3～4 次。

5. 吸氧

有条件者，立即吸氧。同时保持室内通风，空气新鲜。避免室内有煤油、烟雾、油漆等刺激性气味。

6. 严密观察

如无好转，甚至加重，立即向急救中心呼救，或直接去医院急诊室救治。切不可盲目将其背起送往医院，因为这样做会压迫患者胸腔，阻碍患者呼吸，严重时甚至会致命。如出现心搏呼吸骤停，应立刻进行心肺复苏。

附　家庭常备医疗仪器

电子血压计

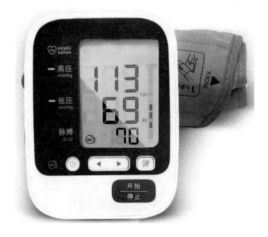

操作方法：

（1）测量前安静休息至少 5 分钟，尽量排空膀胱后测量。

（2）裸露手臂或仅隔一层薄内衣进行测量，被检查者手臂应与心脏位置同高。

（3）臂带捆绑于上臂，松紧度以能插入 1～2 根手指为宜，臂带下方距肘关节 1～2 cm，臂带上的▲标识对准肘窝正中部位。

（4）按开始键，即自动开始测量，手掌放松，掌心向上，测量过程中保持平静，不要说话或移动身体。

（5）测量完成后，显示血压值、脉搏值。

（6）可测 2～3 次后取平均值。

血氧仪

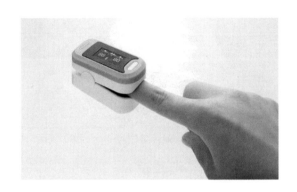

操作方法：

（1）在进行测量之前，先休息 5 分钟。

（2）将测量仪夹在手指上。

（3）测量时，将手和血氧仪保持在和心脏相同的水平（胸口）。

（4）保持不动直到血氧仪显示数据。如果使用时双手颤抖，可能影响血氧仪的读数。

（5）读数保持不变后，记录一分钟内最高的读数。

注意事项：

美甲（指甲油/假指甲）会影响血氧指数的准确性，最好去除。另外，手指很冷或者潮湿，血氧仪可能会不工作。所以若手指很冷时，可以先搓揉双手。

血糖仪套件

血糖仪套件包括血糖仪、血糖试纸、采血笔、采血针。

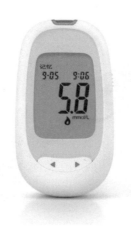

血糖仪

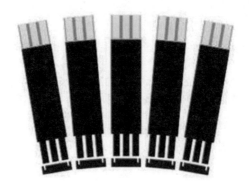

血糖试纸

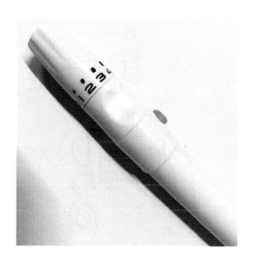

采血笔

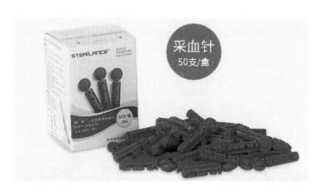

采血针

操作方法：

（1）打开电源。有的血糖仪直接按电源开关，有的血糖仪直接插试纸自动开机。

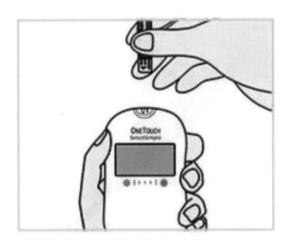

插入试纸，启动屏幕

（2）编码调节。血糖仪的编码调节方式分为以下三种：

① 手动输入试纸校正码；

② 用密码芯片插入机器自动记录试纸校正码；

③ 免调码，无须手动或插入芯片，仪器自动识别。

（3）安装采血笔、采血针。

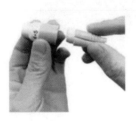

① 旋转取下采血笔笔帽

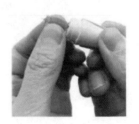

② 取出采血针，将采血针长端
装入置针座内，直至卡紧

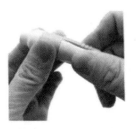 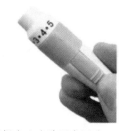

③ 旋转采血针保护帽放在一边，　④ 根据个人皮肤要求调节
　　装回采血笔笔帽　　　　　　　　　深浅（数字越大扎得越深）

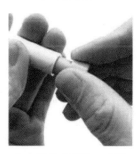 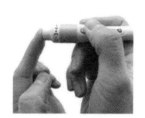

⑤ 向后拉动笔栓，直到　　　　　⑥ 贴紧手指末梢皮肤
　　听到咔嚓声后放开　　　　　　　按下激发键即可采血

（4）采血。用采血笔扎破消毒后的手指，然后让手指触碰试纸，试纸大部分都是虹吸的，血液接触试纸吸血区就会直接被吸进。

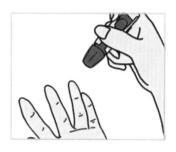

用采血笔获得血滴

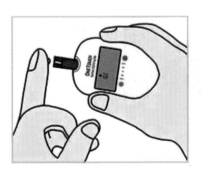

试纸接触手指吸取血液，获得结果

（5）显示结果。试纸吸取血液之后，血糖仪就会呈现倒计时，显示测试结果。

创伤应急救护

创伤是各种致伤因素造成的人体组织损伤和功能障碍。轻者造成体表损伤，引起疼痛或出血；重者导致功能障碍、残疾，甚至死亡。现场紧急创伤救护可有效防止伤情加重，降低伤残风险，提高存活概率。

创伤应急救护包括止血、包扎、固定、搬运四项基本技术。

第一节　施救者安全保障

发生事故的现场可能存在诸多危险因素，任何潜在的危险因素都可能对施救者和伤员的安全构成威胁，因此施救者进入现场前，首先要考虑环境是否安全。其次，在创伤现场救援过程中，施救者会直接面对伤员的血液、体液、分泌物等，施救者在施救前要优先取得个人防护用品如乳胶手套等，或指导伤员自己动手实施压迫止血等操作，尽量避免直接接触伤员的血液、体液等一切分泌物。施救者在施救过程中要注意检查防护用品的情况，防止因防护用品破损威胁到自身的安全，施救结束后要及时做好自身的清洁消毒工作。

 一、现场可能存在的危险因素

（1）交通事故中汽车受损，可能会引发道路上的连续性事故；

（2）地震、火灾等自然灾害事故现场可能随时会发生垮塌或余震等继发灾害（图 3-1-1）；

（3）脱落的高压线或电线可能引起触电事故；

（4）有毒气体，如一氧化碳等可能引起中毒甚至爆炸。

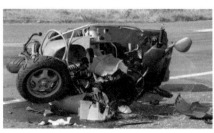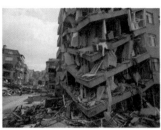

图 3-1-1　事故、灾害现场

二、现场的安全措施

（1）汽车熄火，拉手刹，人员撤离，转移到路边安全区，在来车方向树立安全警示牌；

（2）迅速脱离灾害现场，选择空旷区避险；

（3）抢救触电者时，首先设法切断电源；

（4）室外遇到雷雨天气时，要避开高压线、大树，不要用手机。

三、现场安全防护

（1）施救者在施救前尽量取得防护用品，如医用（乳胶）手套、口罩、防护眼镜、呼吸面膜、防护面屏等，如没有医用手套也可用塑料袋代替；

（2）在现场无法取得防护用品时，尽量指导伤员自行完成压迫止血等操作。

四、手部清洗和消毒

如果有条件，施救者在开始救援前、救援后要进行手部清洗和消毒；如条件不具备，请在施救后尽早按七步洗手法（图 3-1-2）完成手部的清洗和消毒。

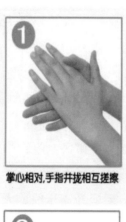

掌心相对,手指并拢相互搓擦

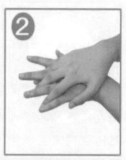

手心对手背沿指缝相互搓擦,交换进行

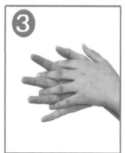

掌心相对,沿指缝相互搓擦

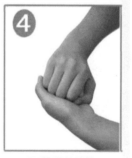

双手指相扣,互搓

图 3-1-2　七步洗手法

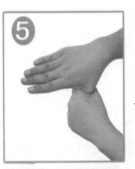

一手握另一手大拇指旋转搓擦，交换进行

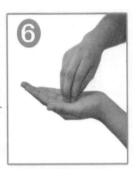

将五个手指尖并拢在另一手掌心旋转搓擦，交换进行

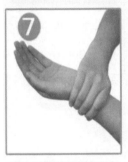

螺旋式擦洗手腕，交换进行

注意：
1. 每步骤至少来回五次
2. 尽可能使用专业的洗手液
3. 洗手时应稍加用力
4. 使用流动的洁水
5. 最好使用卫生纸巾，或已消毒的毛巾擦手

续图 3-1-2

 五、及时注射破伤风疫苗或免疫球蛋白

破伤风通常是和创伤相关联的一种特异性感染，可能发生在任何创伤后，尤其易发生在伤口外口较小、伤口内有坏死组织、绑扎过紧、局部缺血的不洁伤口。因此受伤后应根据医生评估及时接种破伤风免疫球蛋白或破伤风疫苗。

第二节　创伤止血

血液是维持生命的重要物质。成年人的血容量约占自身体重的 8%（例如体重 70kg 的人，约有 5600 mL 血液）。当出血量达全身血容量的 20%（800～1000 mL）时，就会出现头晕、脉搏增快、血压下降、出冷汗、皮肤苍白、少尿等症状；如果出血量达到 40%（1600～2000 mL），就会有生命危险。因此，外伤出血是最需要急救的危重症之一，止血是急救技术的第一步。

止血目的：控制出血，保存有效的血容量，防止休克，挽救生命。

一、伤情判断

各种外伤伤员都受到不同程度的暴力损伤，因此对伤员应细心检查，特别是复合伤、多发伤，避免漏查。

二、清创

伤口较小，损伤浅，可在现场进行清创，剔除表面的泥沙等表浅杂物，刺入伤口较深的异物不可取出。具备消毒条件的可用碘伏对创面进行消毒，一般伤口由内向外消毒，流脓伤口由外向内消毒（图3-2-1）。

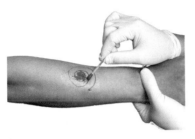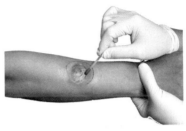

图 3-2-1　伤口消毒

对于损伤较深，致伤条件复杂的伤口，需到医院进一步救治，现场除紧急止血外，不做其他处理，不要往伤口上涂抹任何药物。

三、止血法

止血的方法很多，其中压迫止血是现场救援中最简单、最直接、最有效的止血方法。主要包括直接压迫止血法、加压包扎止血法、止血带止血法。

止血操作要注意：

（1）施救者在操作前最好取得急救包，并做好自我防护；

（2）现场能指导伤员自行完成止血的，尽量指导伤员自己操作，施救者避免直接接触伤员的血液；

（3）包扎前先用干净的无菌敷料，或吸水性较强的棉制品、干净的布料完全覆盖伤口。

1. 直接压迫止血法

施救者在做好自我防护的前提下，现场指导伤员在伤口处添加无菌敷料完全盖在伤口上，用力按压伤口，以达到止血的目的（图3-2-2）。

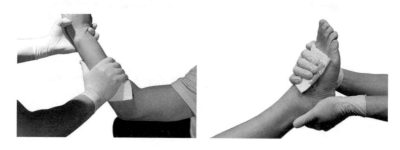

图 3-2-2　直接压迫止血

2. 加压包扎止血法

施救者在做好自我防护的前提下，在直接压迫止血的基础上，用围巾、绷带等长条状布带对创面进行加压包扎，以达到止血的目的（图3-2-3），包扎完成后要定期检查伤员的情况。

3. 止血带止血法

四肢动脉损伤出血，出血较急，短时间内就能威胁到伤员的生命，用压迫止血方法很难有效止血，应尽快使用便携

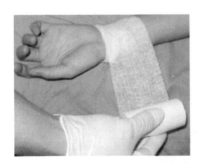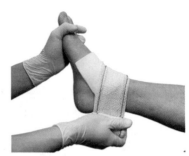

图 3-2-3　加压包扎止血

弹力止血带止血或用布带绞紧止血。不论使用何种止血带止血，都要注意止血带不能直接绑扎在皮肤上，要用衬垫（软布）垫在止血带内，保护健康皮肤。

（1）便携弹力止血带止血：如果可以取得家庭急救包，可以使用急救包内的弹力止血带止血（图 3-2-4）。

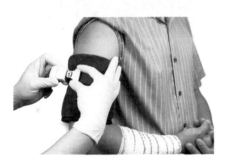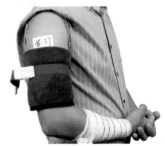

图 3-2-4　便携弹力止血带止血

（2）布带绞紧止血：如无便携弹力止血带，可就便取材，如三角巾、绷带、领带、布条等均可，将其折叠成条带状，即可当做止血带使用。

上止血带的部位加好衬垫后，用止血带缠绕，然后打一活结，再将一根短棒（如筷子、铅笔等）的一端插入活结一侧的止血带下，并旋转绞紧至停止出血，再将短棒的另一端插入活结套内，将活结拉紧即可（图3-2-5）。

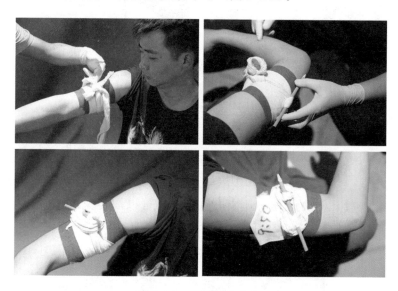

图 3-2-5　布带绞紧止血

（3）注意事项：

① 使用止血带时，不宜直接绑扎在皮肤上，以免造成局部血管、神经损伤；

② 绑扎好止血带后，在明显部位标明绑扎时间；

③ 务必不要过长时间使用止血带，每隔 40～50 分钟松解一次，以暂时恢复远端肢体血液供应，绑扎、放松一般不超过三次。

④ 解除止血带，应在专业人员指导下进行。

第三节 伤口包扎

包扎的作用是保护伤口、促进止血、减少伤口感染等，常用材料有绷带、丝带、三角巾等，也可以用干净的毛巾、衣服等代替。

在进行伤口包扎时应动作轻柔、松紧适宜、牢靠，既要保证敷料固定和压迫止血，又不影响肢体的血液循环。

注意事项：

（1）包扎过程中，打结须避开伤口和骨头突出部位。

（2）包扎松紧适度，做到快、准、轻、牢。

（3）出血伤口或较严重损伤现场不要用消毒剂或药物，也不建议用水冲洗伤口（烧烫伤、化学伤除外）。

（4）不要对嵌有异物或骨折断端外露伤口直接包扎，应采用间接包扎。

（5）现场就地取材，没有绑带的情况下，根据现场情况制作材料包扎。

一、创可贴包扎

创可贴是生活中比较常见的家庭包扎用品，因为使用方便，同时具备止血和保护创面的作用，深受很多家庭的喜欢，但是在使用时也要注意以下方面。

（1）在使用创可贴前，一定要先清洗伤口上的血迹或者污染物，然后再贴上创可贴，伤员能自行包扎的可以指导伤员自行完成，伤员不能完成的，施救者在做好自我防护的前提下协助伤员完成。

（2）在手指上使用创可贴的时候，注意不要缠绕得太紧，以防血液流通不畅，伤口难以愈合，甚至造成肢体坏死、截肢。可如图 3-3-1 所示进行，防止局部过紧，并且要每天更换创可贴。

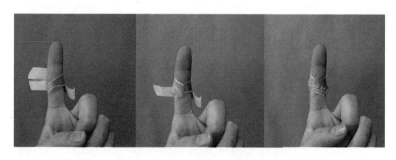

图 3-3-1　关节处创可贴止血

（3）过敏体质的人，在选用创可贴时一定要谨慎挑选，使用过程中如感觉包扎部位不适，需及时取下。

创可贴不是万能药，如果遇到烧烫伤、动物抓咬伤、生锈铁钉扎伤等，一定要及时就医，以免延误治疗时机。

二、绷带包扎

1. 螺旋包扎法

该方法用于绝大多数创伤部位，施救者戴橡胶手套、口罩，做好自我防护，在伤口处添加无菌敷料（吸水性较强的棉制品或干净的布料），完全盖住伤口。左手固定绷带一端在敷料上，右手螺旋缠绕，根据伤口大小把绷带逐渐上缠，每圈盖住前圈的三分之二，成螺旋形，直至将伤口完全覆盖（图 3-3-2）。

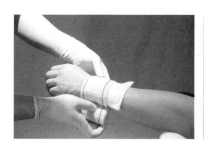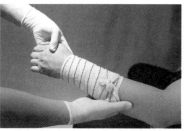

图 3-3-2　绷带螺旋包扎

2. 手掌（足背）部包扎

该方法用于手掌、足背、踝关节的伤口。施救者戴橡胶手套、口罩，做好自我防护，在伤口处添加无菌敷料，包扎手时从腕部开始，先环形缠绕两圈，然后经手和腕呈"8"字形缠绕，最后将绷带尾端在身体近端固定（图 3-3-3）。

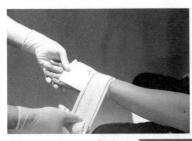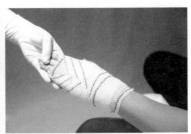

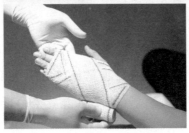

图 3-3-3　手部"8"字形包扎

3. 关节部位包扎（膝盖（关节），踝（髋）关节）

施救者戴橡胶手套、口罩，做好自我防护，在伤口处添加无菌敷料，敷料完全覆盖伤口。自关节中间开始先缠绕2圈，向关节弯曲的上方、下方依次缠绕，呈"8"字形（图 3-3-4）。

4. 肢端、断端包扎

施救者戴橡胶手套、口罩，做好自我防护，在伤口处添加无菌敷料，环形包扎两圈后，一手持绷带一端，一手持绷带卷，呈扇形左右回返，直至将敷料完全覆盖，最后螺旋绕至腕部固定住反折的绷带（图 3-3-5）。

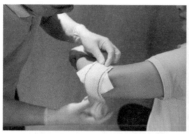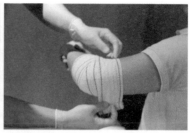

图 3-3-4　关节部位包扎

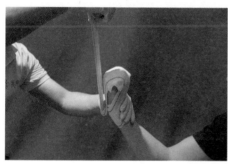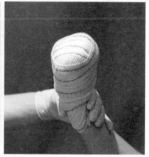

图 3-3-5　肢端、断端包扎

🌡 三、三角巾包扎

如果现场没有绷带，也可以使用三角巾进行包扎，也可以用其他三角形布料（如宽大的围巾、衬衣对折成三角形）配合鞋带、布条等完成伤口的包扎，三角巾形状如图 3-3-6 所示。

包扎前先简单处理伤口，施救者戴橡胶手套、口罩，做好自我防护，在伤口处添加无菌敷料，敷料要够大够厚，将伤口完全覆盖后再完成包扎操作。

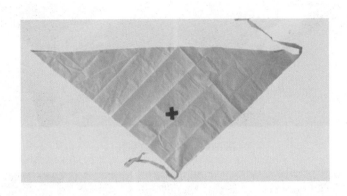

图 3-3-6 三角巾

1. 帽式包扎法

遇头部外伤，施救者做好自我防护，将三角巾的边缘置于伤员前额齐眉处，顶角向后，三角巾的两底经两耳上方拉向头后部交叉并压住顶角，再绕回前额齐眉打结，顶角拉紧，折叠后掖入头后部交叉处内（图 3-3-7）。

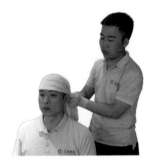 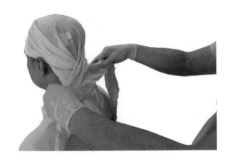

图 3-3-7 头顶帽式包扎法

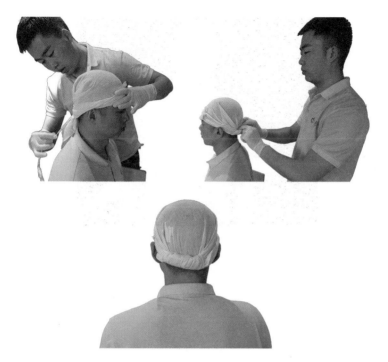

续图 3-3-7

　　如果检查发现伤员出现头部损伤甚至塌陷、畸形，或颅底骨折，耳、鼻、口腔有脑脊液流出，在处理头部出血时，应避免包扎过紧。

2. 胸（背）部包扎法

　　三角巾底边横放在胸部，顶角从伤侧越过肩上折向背部；三角巾的中部盖在胸部的伤处，两底角拉向背部打结。顶角结和这两个底角结打在一起（图 3-3-8）。背部包扎则和胸部相反，即两底角于胸部打结固定。

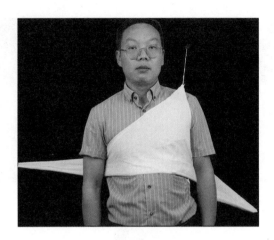

图 3-3-8　胸部三角巾包扎法

3. 腹部包扎法

（1）腹部兜式包扎法：将三角巾顶角朝下，底边横放于上腹部，两底角拉紧于腰部打结；顶角结一小带，经会阴拉至后面，同两底角的余头打结（图 3-3-9）。

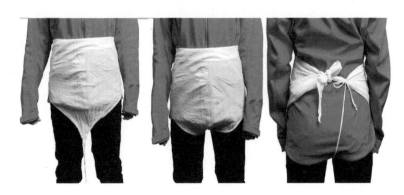

图 3-3-9　腹部兜式包扎法

（2）腹部燕尾式包扎法：先在燕尾底边的一角系带，夹角对准大腿外侧正中线，底边两角绕腹于腰背打结；然后两燕尾角包绕大腿，并相遇打结（图 3-3-10）。包扎时应注意：燕尾夹角呈 90 度左右，向前的燕尾角要大，并压住向后的燕尾角。

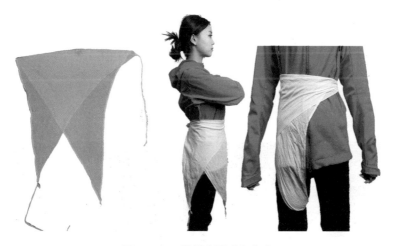

图 3-3-10　腹部燕尾式包扎法

4. 四肢包扎法

（1）手（足）三角巾包扎法：将三角巾底边向上横置于腕部或踝部，手掌（足底）向下，放于三角巾的中央，再将顶角折回盖在手背（足背）上；然后将两底角交叉压住顶角，再于腕部（踝部）缠绕一圈打结（图 3-3-11）。

（2）膝（肘）部三角巾包扎法：根据伤情，将三角巾折成适当宽度的条带状，将带的中段斜放于膝（肘）部，取带两端分别压住上下两边，包绕肢体一周在肢体外侧打结。此法也适用于四肢其他部位的包扎（图 3-3-12）。

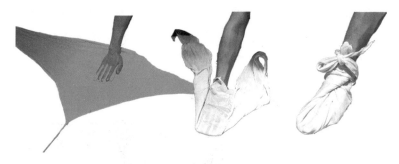

图 3-3-11　手（足）三角巾包扎法

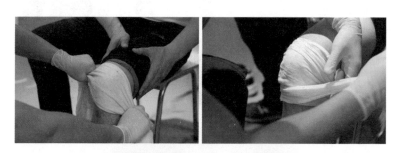

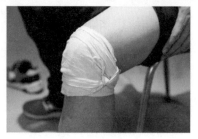

图 3-3-12　膝部三角巾包扎法

对于包扎来说，其中一部分作用是为了止血，但最重要的目的是保护伤口，预防感染，因此包扎得过于松散达不到止血和保护伤口的目的，包扎得过紧会影响血液循环，可能会出现肢体肿胀、苍白、麻木，甚至可能造成肢体缺血、坏死。因此包扎时必须讲究技巧。

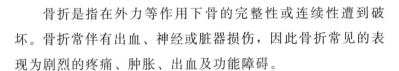

第四节　骨折固定

骨折是指在外力等作用下骨的完整性或连续性遭到破坏。骨折常伴有出血、神经或脏器损伤，因此骨折常见的表现为剧烈的疼痛、肿胀、出血及功能障碍。

通常撞击、摔倒、挤压、跌落等意外可能造成骨折。

一、骨折的基本救护注意事项

（1）若非伤员处于危险环境，不要移动伤员。

（2）受伤肢体出现变形，在现场不要尝试复位，避免再次损伤骨折周围的组织和脏器。

（3）紧急呼叫救护车，将伤员转移至专业医院救治。

（4）在救护车到来前，如果施救者接受过创伤救护培训且急需转移伤员，可就地取材，用绷带、三角巾、头巾等物品固定骨折部位。

（5）如果伤员从高处跌落，或在交通事故中受伤，感觉四肢麻木、头颈部或背部疼痛、躯体或上肢感觉缺失、无力等，高度怀疑有脊柱损伤，应叮嘱伤员不做任何动作，也不要试图移动伤员，立即呼叫救护车并守护伤员。

二、骨折固定方法

根据现场的条件和骨折部位采取不同的固定方式，根据伤情选择固定器材，在没有器材的情况下，必要时可将受伤上肢固定于躯干，将受伤下肢固定于健肢。固定要牢固，不能过松或过紧。在骨折和关节突出处要加衬垫，暴露指（趾）端，便于检查末梢血液循环。

1. 自体固定法

现场没有夹板或其他可利用物时，可将上肢固定于躯干（图 3-4-1），将受伤下肢固定于健肢（图 3-4-2）。

2. 上肢悬吊

悬臂带用于前臂伤和骨折，将肘关节屈曲吊于胸前，以防骨折端错位、疼痛和出血（图 3-4-3）。

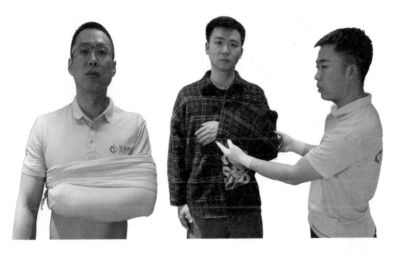

图 3-4-1 上肢骨折自体固定

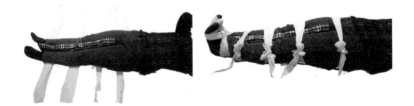

图 3-4-2 下肢骨折自体固定

3. 器材固定法

骨折现场尽量就地取材，如杂志、硬纸板、木板、树枝、雨伞等，将其作为临时的夹板用于临时骨折固定，选取的器材尽量超过骨折上下两个关节为宜，固定前用厚垫包裹伤肢（图 3-4-4）。

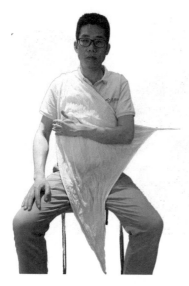
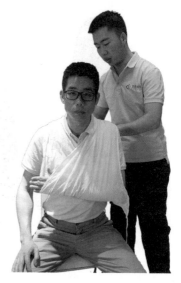

图 3-4-3　上肢悬吊

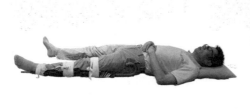
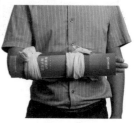

图 3-4-4　器材固定法

三、脊柱骨折

脊柱骨折常会引起严重后果，若损伤到脊髓神经或马尾神经，会引起大小便失禁，甚至截瘫、死亡。

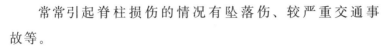

常常引起脊柱损伤的情况有坠落伤、较严重交通事故等。

在对伤员进行检查时要格外注意不要让伤员自己移动，更不能移动伤员，可以叮嘱伤员："我怀疑您脊柱受损，现在为您检查，请您不要做点头、摇头的任何动作，如果感觉不适，请您用眨眼来告诉我。"

确定或怀疑伤员脊柱出现损伤，应该立即拨打急救电话，其间尽量不移动伤员，也不要给伤员进食进水，等待专业医护人员进行处理。

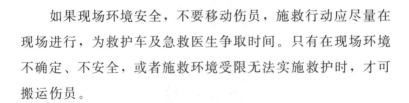

第五节 伤员搬运

如果现场环境安全，不要移动伤员，施救行动应尽量在现场进行，为救护车及急救医生争取时间。只有在现场环境不确定、不安全，或者施救环境受限无法实施救护时，才可搬运伤员。

一、搬运注意事项

（1）明确伤员损伤情况后才可选择合适的搬运方法转运伤员；

（2）搬运伤员前要做必要的伤情处理（如止血、包扎、固定）；

（3）搬运伤员的过程中要严密观察伤情变化，并及时处理；

（4）动作要轻巧、迅速，避免不必要的震动；

（5）搬运伤员的过程中应保证伤员安全，防止发生二次损伤。

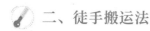二、徒手搬运法

1. 搀扶

搀扶适用于病情较轻、无骨折、不能够站立行走的伤员（图 3-5-1）。

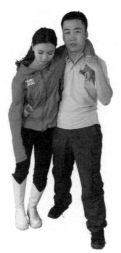

图 3-5-1　搀扶

2. 背驮

背驮适用于病情较轻、无骨折、不能够站立行走的伤员（图 3-5-2）。

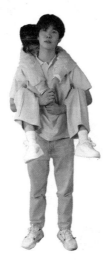

图 3-5-2　背驮

注意：呼吸困难的伤员，以及胸部创伤者不宜用此法。

3. 拖行法（图 3-5-3）

拖行法适用于病情较重、不能够站立行走、施救者难以背起的伤员。

4. 拉车式（图 3-5-4）

拉车式适用于病情较轻、无骨折、不能够站立行走的伤员。

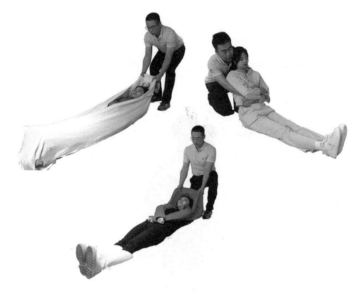

图 3-5-3　徒手拖行

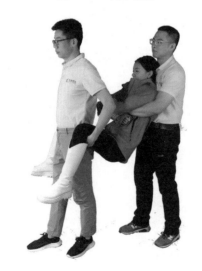

图 3-5-4　拉车式

5. 平托法（图 3-5-5）

平托法适用于确认或怀疑脊柱有损伤的伤员。

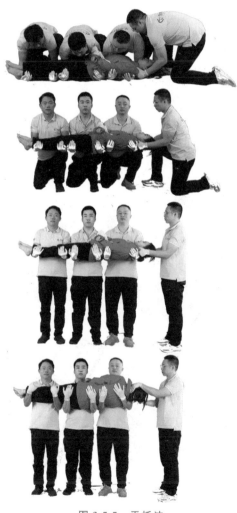

图 3-5-5　平托法

注意：平托法应保证伤员躯体平起平落，保持全身（特别是脊柱）处于直线水平，防止躯干扭转，非紧急情况下不建议使用。

三、使用器材搬运法

担架是搬运伤员最常用、最方便的工具，针对不同的应用场景有相应的担架。在日常生活中我们也能运用木板、门板等代替担架，也可用日常生活中能拿到的衣服、毛毯、绳子等工具自制担架用于伤员搬运（图 3-5-6）。

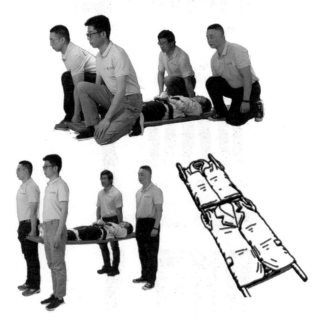

图 3-5-6　担架搬运

<table>
<tr><td>第六节</td><td>其他损伤出血</td></tr>
</table>

一、抽筋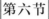

抽筋即肌肉痉挛，指肌肉突然、不自主的强直收缩的现象，造成肌肉僵硬、疼痛难忍。

（一）应急救护方法

救护口诀：制动、反向拉伸、保暖、热敷。

1. 制动

立即停止运动，原地休息或由他人协助转至安全地点休息，再进行处理。

2. 反向拉伸

将抽筋部位的肌肉向相反的方向进行拉伸，以解除肌肉的痉挛（图3-6-1）。

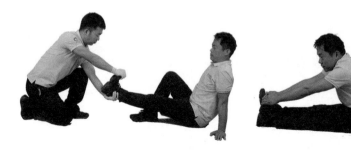

图 3-6-1　反向拉伸

3. 保暖

不管是不是因寒冷刺激引起的抽筋，都需要对抽筋部位进行保暖处理，以免再受寒冷的刺激，同时也能缓解抽筋。

4. 热敷

用热毛巾对抽筋部位进行热敷，可以迅速缓解疼痛和抽筋。

5. 补充水分和电解质

如果是因为运动过量造成抽筋，则需要补充水分和电解质。

（二）注意事项

（1）抽筋后不能强行运动；

（2）抽筋不能使用冷敷，以免加重痉挛和疼痛。

二、扭伤、拉伤

扭伤是由于某些肌肉纤维、韧带断裂或损伤引起的疼痛。扭伤可以由外伤引起，或者因肌肉的过度疲劳或不适当使用造成。

拉伤是肌肉在运动中急剧收缩或过度牵拉引起的损伤。在长跑、引体向上和仰卧起坐练习时容易发生。

（一）应急救护方法（图 3-6-2）

救护口诀：制动、包扎、冷敷、抬高。

1. 制动

立即停止运动，原地休息或由他人协助转至安全地点休息，再进行其他处理。

2. 包扎

可以用弹性自粘绷带对受伤处进行适当加压包扎，以固定关节，同时减少出血和肿胀。

3. 冷敷

用冰袋或冷毛巾对受伤处进行冷敷有镇痛作用，可使血管收缩，减少出血和肿胀。

4. 抬高

将患肢适当抬高或垫高，平卧时稍高于心脏水平，以减轻肿胀、疼痛。

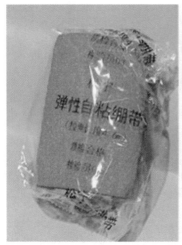
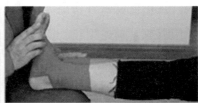
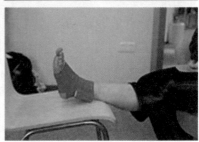

图 3-6-2　扭伤、拉伤的应急救护

（二）注意事项

（1）扭伤或拉伤 48 小时后，可以改用热敷以促进肿胀部位渗出液吸收，促进损伤部位尽快恢复；

（2）关节脱位和扭伤有时与骨折同时发生，在现场不易区分，应尽快送伤员到医院检查治疗。

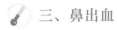 三、鼻出血

鼻出血通常是由鼻腔内的鼻黏膜血管破裂而引起，一般来说出血量比较小，但因为个人体质等原因，可能会出现难以止血的严重情况。

（一）应急救护方法（图 3-6-3）

救护口诀： 低头、捏鼻、冷敷、填塞、送医。

1. 低头

稍向前倾低头，不要仰头，让鼻血从鼻腔流出。

2. 捏鼻

捏住鼻子的中上部位，即贴近鼻根硬骨边缘三角形软骨区域，如果只是一侧鼻子出血，可以只按压一侧区域，时间约为 5 分钟。

3. 冷敷

经按压后仍无法有效止血，可用小冰袋或冷毛巾敷在按压区域。

4. 填塞

当出血量较大时可以用填塞法进行止血，填塞时需注意

填塞得够深,不然起不到真正的压迫止血作用,同时填塞物不能太小,以防止难以取出,可以到医院由耳鼻喉科医生操作。

5. 送医

如果这样仍然无法使出血得到控制,应立即前往医院,以明确出血原因,对症治疗。

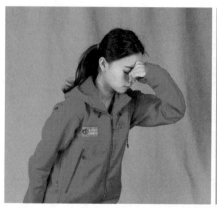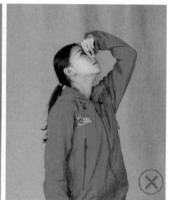

图 3-6-3　鼻出血应急救护

(二)注意事项

(1)鼻出血时头后仰是错误做法,不仅不能止血,还可能引起窒息等严重后果;

(2)捏鼻部位要准确,否则起不到止血作用或造成无法呼吸;

(3)填塞物不能过小或过碎。

四、异物刺入伤

异物刺入伤常见于手掌、足底、眼睛、四肢或躯干，这些部位易被尖玻璃、竹刺、竹签、小刀、铁钉、钢管、匕首等利物刺伤。

施救人员在保证环境安全、做好自我防护情况下展开施救。

（一）应急救护方法（图 3-6-4）

应急救护口诀：停止运动、检伤分类、止血固定、尽快送医。

1. 停止运动

原地休息或由他人协助转至安全地点休息，以防止造成二次损伤。

2. 检伤分类

检查刺入异物大小，刺入的位置、深浅及是否伤及重要组织器官。

（1）低危刺伤，可以拔除。

如果异物较小和尖，不在深部血管、神经及重要器官的附近，确保拔除后不会造成更严重的损伤或大出血，可以拔

113

除异物，从伤口把受污染的血液挤出来，并用大量清水冲洗干净，然后去医院治疗，以防止破伤风感染。常见的有肌肉的小木屑刺入伤、手掌和脚底的钉刺伤等。

（2）高危刺伤，严禁拔出。

如果异物较大或不规则，刺入较深，并且在深部血管、神经及重要器官的附近，拔除可能会伤及深处的神经、血管及重要器官，造成更为严重的损伤和大出血，则严禁拔出异物，而应固定好异物以防止造成二次损伤。常见的有四肢玻璃片、钢管或匕首等刺入伤，颅脑、胸腹腔等的异物刺入伤等。

3. 止血固定

（1）施救人员应尽快拨打 120 呼救，然后做好自我防护，施救过程中尽量不要直接接触伤员血液；

（2）用两个布卷沿肢体或躯干纵轴，左右夹住异物；

（3）用两个长条带围绕肢体或躯干固定布卷及异物；

（4）用三角巾或毛巾在适当部位穿洞，套过异物暴露部位，包扎；

（5）将伤员置于舒适体位，随时观察伤员生命体征。

4. 尽快送往医院

由医护人员根据情况处理。

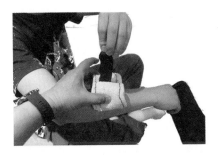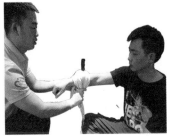

图 3-6-4 异物刺入应急救护

（二）注意事项

（1）高危刺伤严禁拔出；

（2）间接加压包扎时注意固定好异物，以防止造成二次损伤。

 五、腹部脏器外露

腹部脏器外露是指因为腹部外伤，而导致腹腔内的脏器脱出体外，最常见的是小肠。

（一）应急救护方法

应急救护口诀：切勿还纳、屈膝制动、保护固定、立即送医。

1. 切勿还纳、屈膝制动

脏器因外伤脱出体外，均不得还纳。应立即停止运动，原地或由他人协助转至安全地点平躺、屈膝休息，再进行其他处理。

2. 保护固定

（1）施救人员尽快拨打 120 呼救，然后做好自我防护，施救过程中尽量不要直接接触伤员血液；

（2）用保鲜膜覆盖外溢的脏器，有条件可以用无菌纱布或干净松软毛巾浸湿，最好是用生理盐水浸湿覆盖（图 3-6-5）。

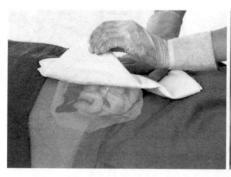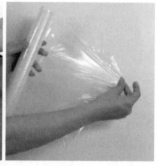

图 3-6-5　保鲜膜、敷料覆盖外溢的脏器

（3）用一个干净的碗扣住外露脏器，以防止脏器在处理或转运过程中受压。

（4）用条带将碗固定在腹部，再用三角巾做全腹包扎（图 3-6-6）。

3. 立即送医

尽早拨打 120 急救电话或立即就近送往医院。

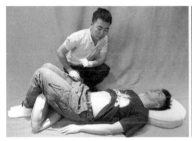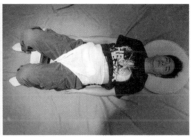

图 3-6-6 脏器外露固定处理

（二）注意事项

（1）严禁将脱出的脏器还纳回腹腔；

（2）严禁给伤员饮食或饮水；

（3）包扎和转运过程中注意避免对脏器的直接压迫。

六、肢（指）体离断伤

肢（指）体离断伤常见于车祸、机器事故、斗殴等导致四肢或指体的完全离断。如果不及时有效地进行处理，可能会导致失血性或疼痛性休克，甚至死亡。

（一）应急救护方法

应急救护口诀：止血带、包伤口、保断肢、快送医。

1. 止血带

立即对肢体或指体的残端进行加压包扎止血，如果止血效果不明显，则用止血带止血（图 3-2-5）。

2. 包伤口

用绷带、三角巾等包扎物品对伤端（口）进行包扎，以保护伤口（图 3-3-5）。

3. 保断肢

将断肢或断指进行冷藏保存，连同伤员一起送往医院，以便于断肢（指）再植。但保存断肢（指）时必须避免直接接触水，具体方法如下（图 3-6-7）：

（1）包裹：将断肢（指）用干净纱布或松软布料包好，如果有碎骨片，也要全部找齐放在一起；

（2）隔离：将包好的断肢（指）放入一个干净的塑料袋中，并扎紧袋口；

（3）冷藏：将用塑料袋密封的断肢（指）放入装有冰水的大塑料袋或瓶子中，进行冷藏，以防止断肢（指）组织坏死。

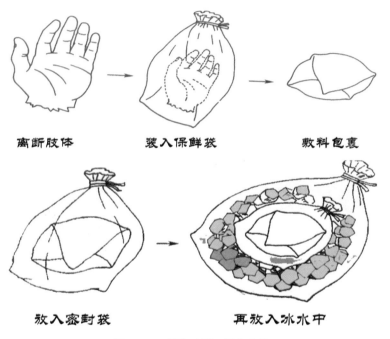

离断肢体　　　装入保鲜袋　　　敷料包裹

放入密封袋　　　　　再放入冰水中

图 3-6-7　断肢（指）保存方法

4. 快送医

尽快将伤员连同保存好的断肢（指）一起送到医院进行急救。

（二）注意事项

（1）立即进行止血；

（2）如果有碎骨片，均需要找全，并保存在一起；

（3）应防止清水和冰块与断肢（指）直接接触。

七、特殊伤情处理流程图（图3-6-8）

创伤的特点是发生率高，损伤复杂，即使单一致伤因素也可能造成多器官、多形式的损伤，因此伤员的伤情可能呈现渐进性变化，施救人员应注意对伤员进行详细彻底的检查，尤其是皮下出血、脏器内伤等。在施救过程中随时观察伤员生命状态及局部伤情，详细记录伤员伤情和施救情况，以便更好地对接专业医疗救治。

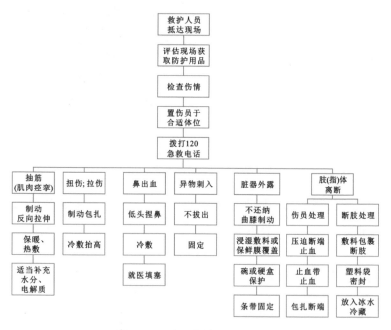

图3-6-8　特殊伤情处理流程图

意外伤害

意外伤害是指因各类意外事件导致身体受到的如死亡、残疾、烧烫伤、电击伤等伤害，这些意外事件包括地震、火灾、交通事故、洪涝灾害、踩踏事故等。意外伤害一旦发生，要尽快科学施救，将其危害降低到最低程度。本章就意外伤害的现场急救、途中转运、后续康复等关键问题的注意事项一一列举，希望能提升现场救护中的及时性及有效性。

第一节 交通事故

　　随着交通工具的日益增多，交通事故成为最常见的、死亡率最高的意外伤害。

　　交通事故是指车辆（包括各类机动车和非机动车）在道路（各级公路和城市道路）上行驶或停放过程中发生碰撞、刮擦、碾压、翻覆、坠落（坠崖、落水等）、起火、爆炸等，造成人员伤亡或财产损失的事故。

一、预防保护

1. 行车安全"七不"口诀

　　不酒后驾车，不疲劳驾驶，不开赌气车，不开超速车，不开车况不好的车，开车不急躁，不开超载车。

2. 乘车安全"六不"口诀

　　不爬车窗上车，不跨越铁轨线路，不在站台上嬉闹，不将头、手伸出窗外，不在车厢内吸烟，不乱动车厢内的紧急制动阀。

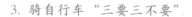

3. 骑自行车"三要三不要"

"三要"：一要结伴而行，二要精神集中，三要靠边骑行。

"三不要"：一不要抢路，二不要逞强，三不要在夜间和恶劣天气条件下骑车。

二、现场急救

（一）现场自救

1. 遇险情时

司机要冷静驾驶，切不可盲目弃车；乘客应双手紧紧抓住前排座位或扶杆、把手，低下头，利用前排座椅靠背或手臂保护头面部及胸部，需要保持镇定，不要大声喊叫，更不能在高速行驶时跳车。

2. 刹车失灵时

手动挡车改换低挡，松开油门并拉手刹，同时打开警示灯，但要注意手刹的松紧要适中，不能过紧或过松，速度也要适中，不能太慢。自动挡车应缓慢降速并拉手刹，切忌强行制动车辆，以免发生车辆失稳倾覆。如果车速始终无法控制，应迅速观察周围地形和路况，做出合理判断，可试着用车辆右侧剐蹭障碍物（如树、墙等），让车速慢下来。高速公路上可驶入避险车道，一般在长下坡或者陡坡下方会有避险车道，如果发现了避险车道，那么一定要控制好方向驶入避险车道后缓慢制动车辆。

3. 撞车瞬间

车上人员两腿尽量伸直，两脚踏实，双臂护胸手抱头，身体后倾；迎面碰撞时，如碰撞的主要方位不在司机一侧，司机应紧握方向盘，两腿向前伸直，两脚踏实，身体后倾，保持平衡；如碰撞的主要方位临近司机座位或者撞击力度较大，司机应迅速躲离方向盘，将两脚抬起。

4. 路上抛锚

亮起危险信号灯，将车移到公路右侧允许停车的安全地带后拉手刹；在故障车后方 50 米处摆放一个警示牌。如果是在高速公路上，白天应在故障车后方 150 米，夜间应在故障车后 200 米处摆放警示牌。

5. 车辆失火

司机应立即将车辆熄火。如因碰撞变形，车门无法打开，可从前后挡风玻璃或车窗处逃生。车上人员身体着火时，应先离开车辆，向有水源处滚动，边滚动边脱去身上的衣服。

6. 汽车翻车

脚钩住踏板随车翻转。当司机感到车辆不可避免地将要倾翻时，应紧紧抓住方向盘，两脚钩住踏板，使身体固定，这样，司机会随车辆一起翻转，比起人在车中滚动碰撞，受伤会轻得多。如果车辆侧翻在路沟、山崖边，应判断车辆是否还会继续往下翻滚。在不能判明情况时，应维持车内秩序，让靠近悬崖外侧的人先下车，从外到里依次迅速离开。如果车辆向深沟翻滚，所有人员应迅速趴在座椅上，抓住车内的固定物，让身体夹在座椅中，稳住身体，随车体旋转，避免身体在车内滚动而受伤。

（二）现场救护

救护口诀：立即停车、及时报案、保护现场、分类施救、防火防爆、协助交警。

1. 立即停车

停车后按规定拉紧手刹制动，切断电源，开启危险报警闪光灯；如在夜间，需开示宽灯、尾灯，如遇雨雪天、雾天，务必打开雾灯；若在高速公路上，须按规定在车后设置危险警告标志，人员要撤到高速公路护栏外安全位置，避免人员受到伤害。

2. 及时报案

当事人应及时将事故发生的时间、地点、肇事车辆及伤亡情况，打电话（交通事故报警电话 122 或 110，高速公路报警电话 12122）或委托过往车辆、行人向附近的公安机关或执勤民警报案。如有人员受伤还应拨打 120 急救电话。如现场发生火灾，还应拨打 119 火警电话。

3. 保护现场

保护现场的原始状态，其中的车辆、人员、牲畜和遗留的痕迹、散落物不能随意挪动位置。为抢救伤员，应在其原始位置做好标记，不得故意破坏、伪造现场。

在警察到来之前，可用绳索等设置警戒线，保护好现场。

4. 分类施救

确认伤员的伤情后，应采取紧急抢救措施尽最大努力抢救，设法送其到附近有救治能力的医院抢救治疗；对判断可能骨折的伤员，禁止移动，等待专业救援，以防加重伤情。除未受伤或虽有轻伤但本人拒绝去医院诊治的之外，一般可以拦搭过往车辆或通知急救部门、医院派救护车前来抢救。应妥善保管现场物品或伤员的钱财，防止被盗被抢。

5. 防火防爆

首先应关掉车辆的点火开关，消除火灾隐患，现场严禁烟火。如果载有危险物品的车辆发生事故，除将此情况报告警方及消防人员外，还要采取防范措施。

6. 协助交警

应积极配合、协助交警做好善后处理工作。

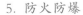 三、注意事项

（1）交通事故现场，首先评估环境是否安全，做好自我保护。

（2）尽快拨打急救电话 120、12122、110 等，寻求帮助。

（3）切勿立即移动伤员，除非处境十分危险，如事故车辆着火、有爆炸可能等。

（4）呼救的同时，关闭事故车辆点火开关、打开危险报警闪光灯，拉紧手刹，摆放警示牌（普通公路放在事故车辆来车方向 50 米外，高速公路 150 米外）。

（5）实行先救命、后治伤原则，争分夺秒，抢救危重伤员。查看伤员的伤情，大出血者立即止血包扎；四肢骨折者现场固定；脊柱损伤者不能拖、拽、抱，应使用颈托固定颈部并使用脊柱板搬运，避免脊柱受损或损伤加重而导致截瘫。

（6）在救护过程中，要保护事故现场，为交通部门后期处理提供可靠证据。

（7）如果是重大交通事故，要对伤员进行检伤分类。有现场抢险指挥部的情况下，应服从统一指挥，有计划、有组织地抢救。

第二节　溺水

溺水也称淹溺，指人淹没于水或其他液体介质中并受到伤害的状况。溺水的过程很快，一般 4～6 分钟就可因窒息、缺氧导致呼吸、心跳停止而死亡。因此，要争分夺秒迅速积极抢救。

一、预防保护

（1）不要独自一人外出游泳，更不要到不熟悉水情或有警示标志、可能有危险的水域去游泳。

（2）未成年人必须有组织并在老师、家长或熟悉水性的专业人员的带领下去游泳。

（3）要清楚自己的身体健康状况，平时四肢容易抽筋者不宜游泳或到深水区游泳。

（4）对自己的水性要有自知之明，下水后不能逞能，不要贸然跳水和潜泳，更不能互相嬉戏打闹，以免呛水和溺水。不要在急流和漩涡处游泳，更不要酒后游泳。

（5）游泳过程中如果觉得身体不舒服，如眩晕、恶心、心慌、气短等，要立即上岸休息或呼救。

（6）游泳过程中，若小腿或脚部抽筋，千万不要惊慌，可用力蹬腿或做跳跃动作，或用力按摩、反方向拉扯抽筋部位，同时呼叫同伴救助。

二、现场救护

（一）现场自救

救护原则：镇定、呼救、仰泳露鼻、深吸浅呼、反向拉伸。

1. 镇定

落水后保持镇定，胡乱挣扎扑动反而会使身体下沉更快。

2. 呼救

立即呼救。

3. 仰泳露鼻

取头向后仰、面部向上的仰泳法，使口鼻露出水面进行呼吸。

4. 深吸浅呼

因为深吸气时，人体比重降到 0.967，比水略轻，可浮出水面。而呼气时人体比重为 1.057，比水略重，就会沉下水面。千万不要慌张，不要将手臂上举乱扑动，这样会使身体下沉更快。

5. 反向拉伸

手足抽筋时不惊慌，反方向拉伸抽筋部位，缓解症状。

（二）现场救援

牢记岸上优先、团队优先、器材优先的三优先原则。

（1）发现溺水者后，第一时间呼救报警。详细说明溺水具体方位（如河流、湖泊的具体名称，南岸或北岸，附近明显建筑物）、溺水人数等信息。

（2）团队分工合作，在岸边充分利用现场器材，如抛绳包、伸缩救生杆、救生圈、红领巾、领带、腰带、长裤、漂浮物等（图4-2-1），在确保自身安全前提下可采取趴地或躺地以增加摩擦力的方式在岸边施救。

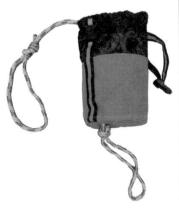 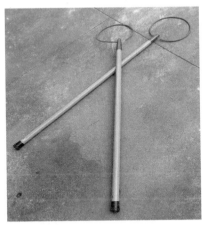

图 4-2-1 抛绳包、伸缩救生杆

（3）下水施救需谨慎，了解现场水情且穿戴救生衣/救生圈，做好准备后再下水施救，避免无谓牺牲。不建议未成年人下水救人。下水救人时，应绕到溺水者的背后或潜入水下，单手从其腋下绕过胸部，可托住溺水者下颌使其口鼻露出水面，以仰泳姿势将其拖向岸边。

（4）不建议非专业水上救生员下水救人。下水救人时，不要从正面接近，防止被溺水者抓、抱。若被抱住，应放手自沉或用双脚用力蹬开。

（三）现场急救

溺水者被救上岸后，现场急救步骤如下：

（1）清理气道，防止异物堵塞。将溺水者放置侧卧位，无须控水。无呼吸、心跳者，应立即给予2次人工吹气，然后做胸外心脏按压，5个循环后判断复苏效果。

（2）如果溺水者有呼吸、心跳，意识不清楚，应清除口鼻异物，保证呼吸通畅，密切观察呼吸和心跳变化，注意保温。

（3）如果溺水者意识清醒，应保证呼吸通畅，实施其他救护措施。

（4）如果溺水者自主能力正常，可协助其自行采用催吐方法排出胃内水。注意，催吐有致误吸的风险。

（5）不要轻易放弃抢救，特别是低体温情况下，保暖，坚持抢救到医务人员到达现场。

（6）当应急救护有效，溺水者恢复心跳、呼吸，可用干毛巾为溺水者擦拭全身，自四肢、躯干向心脏方向摩擦，以促进血液循环。

（7）呼叫急救医疗服务系统进行现场或医院救护。

三、注意事项

1. 儿童防溺水"六不要"

不要私自下水游泳；不要擅自与他人结伴游泳；不要在无家长或老师带队的情况下游泳；不要到不熟悉的水域游泳；不要到无安全设施、无救护人员的水域游泳；儿童不要下水救人。

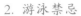

2. 游泳禁忌

（1）饭后、饮酒后不宜游泳。

（2）有开放性伤口、皮肤病、眼疾不宜游泳，感冒、生病、身体不适或虚弱不宜游泳。

（3）雷雨天不宜游泳，水温太低、太凉不宜游泳。

（4）游泳时禁止与同伴嬉戏打闹。不要随性下水，特别是野外水域。

（5）不要在风浪太大、照明不佳及不明水域游泳。

第三节 烧烫伤

烧烫伤是指由火焰、沸水、热油、电流、高温蒸汽、辐射线、化学物质（强酸强碱）造成的组织、血管、神经、肌腱、呼吸道等损伤，可引起剧痛和皮肤渗出液体，甚至导致休克。烧烫伤严重程度可按面积、深度、严重性来评估。

烧伤面积的估算一般可以用手掌法，即无论性别、年龄，伤员五指并拢的手掌面积约占人体体表面积的1%。该法可用于小面积烧伤的测算。

烧伤深度可按表 4-3-1 来识别。

表 4-3-1　烧伤深度识别

	Ⅰ°烧伤	浅Ⅱ°烧伤	深Ⅱ°烧伤	Ⅲ°烧伤
烧伤深度	表皮浅层，生发层健在	表皮的生发层，真皮乳头层	皮肤的真皮层，但残留皮肤附件	全皮层，甚至达到皮下脂肪、肌肉或骨骼
水泡	无	大小不一的水泡	可有，小水泡	无
创面	红斑状、干燥、轻度红肿、无感染	创面红润、潮湿、红肿明显	创面微湿、红白相间、水肿明显	焦黄、炭化焦痂、树枝状栓塞的血管
感觉	烧灼感	疼痛明显，感觉过敏	疼痛、感觉迟钝	痛觉消失
疼痛	剧痛	痛	微痛	不痛
局部温度	微增	增高	略低	发凉
愈合时间	3～7 天	1～2 周	3～4 周	>4 周
愈合方式	脱屑愈合	有色素沉着	瘢痕愈合	无上皮再生，需植皮

烧伤严重性一般分四度：

轻度烧伤：深度为Ⅰ°烧伤，烧伤面积 10％以下。

中度烧伤：深度为Ⅱ°烧伤，烧伤面积 10％～30％；或深度为Ⅲ°，烧伤面积不足 10％。

重度烧伤：烧伤面积占总面积的 30％～50％；或深度为Ⅲ°，烧伤面积 10％～20％；或深度为Ⅱ°、Ⅲ°，烧伤面积虽不到上述百分比，但已发生休克、呼吸道烧伤或有严重的复合伤。

特重烧伤：烧伤面积在 50％以上；或深度为Ⅲ°烧伤，烧伤面积 20％以上；或存在吸入伤、复合伤。

一、预防保护

生活中要预防烧烫伤意外伤害的发生，通常需要远离热源，正确使用电器，更重要的是增强安全防范的意识。如果不小心出现烧烫伤，要及时进行处理。

1. 远离热源

在日常生活中，对与热源有关的物体，都应保持安全的距离，避免出现被高温、高热烧伤、烫伤、灼伤的情况，比如不要把高温的液体或者是物品放在容易触碰的地方，一般放在活动范围之外或者是手脚不容易碰到的地方。

2. 正确使用电器

烧烫伤意外的发生大多与电器的使用有关，对于使用过程中产生高温、高热的电器用品一定要正确使用。

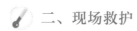

3. 增强安全防范意识

平时应注意学习掌握识别危险源及应急救护知识、技能。

二、现场救护

烧烫伤应急救护原则是先除去致伤热源，脱离现场，保护创面，维持呼吸道通畅，再组织转送医院治疗。针对烧烫伤的原因可分别采取相应的措施。

1. 冲

立即用冷的自来水（15～25℃）持续冲淋（或浸泡伤处15～30分钟）降温直至疼痛缓解（图4-3-1）。伤情严重者立即呼救120，启动EMSS（急救医疗服务体系）。

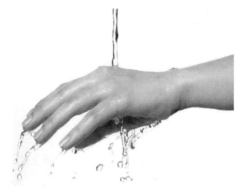

图 4-3-1　冷水冲烫伤处

2. 除

除去覆盖在烫伤处的衣物，如果还有粘连，用圆头剪刀剪开衣物。

3. 泡

用大量冷水继续浸泡烫伤处，至烫伤部位无明显疼痛感（图 4-3-2）。

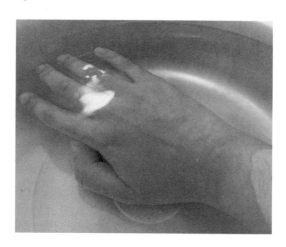

图 4-3-2　冷水浸泡烫伤处

4. 盖

用专用烫伤敷料或者洁净的食品保鲜膜覆盖伤口。

5. 送

尽快送医院处理。

三、注意事项

1. 烧烫伤的危害和应急处置注意事项

烧伤和烫伤的危害首先是会损伤皮肤，轻者皮肤会肿胀、起水泡、疼痛；重者皮肤烧焦，甚至有血管、神经、肌腱等同时受损的情况。烧伤引起的剧烈疼痛和皮肤渗出液体等因素能导致伤员脱水休克，晚期会出现感染、败血症，危及生命。对烧烫伤的应急处置注意事项如下：

（1）立即冷却是处理烧烫伤的关键。

（2）冷水降温时水温在 15～20℃ 为宜，时长 15～30 分钟，避免用冰块直接冰敷或冰水冷却，以免造成肌肉冻僵，损伤创面周围组织。

（3）脱掉烫伤处的衣服时，切忌直接脱拉，正确的方法是用圆头剪刀剪开衣物，粘连处保留。

（4）不要在烫伤处涂抹牙膏、酱油、绿药膏等物质。

（5）水泡不要随意刺破，应包扎好去医院处理。

2. 呼吸道烧伤的处理

注意保持呼吸道畅通，颈部用冰袋冷敷，口内也可含冰块，以期收缩局部血管，减轻呼吸道梗阻，并立即转送医院作进一步抢救。

3. 化学物质烧伤的处理

立即用大量清水冲洗创面；强碱烧伤用大量清水或$1\%\sim2\%$醋酸冲洗创面；石灰烧伤应先去净石灰粉粒，再用大量清水冲洗，千万不要将沾有大量石灰粉的伤部直接泡在水里，以免石灰遇水生热加重伤势；磷烧伤最好将伤处浸泡在流水中冲洗，除去磷颗粒，创面用湿纱布包扎或暴露创面，忌用油质敷料或药膏。眼睛不慎接触酸或碱等物，注意伤眼在下方，用大量流动清水冲洗。

第四节　地震

地震是地球内部介质局部发生急剧的破裂产生震波，从而在一定范围内引起地面震动的现象。

 一、预防保护

地震在自然灾害中属于受灾面积广、破坏性强、死伤人数多的地质灾害，往往会在瞬间给人类和社会造成巨大损失。我国位于环太平洋地震带和欧亚地震带之间，受太平洋板块、印度洋板块和菲律宾板块的挤压作用，地震活动频度高、强度大、震源浅、分布广，是地震灾害严重的国家之一。地震的发生暂时无法有效预防，但经过多年经验积累，我国对地震前兆总结了一些科学方法。

1. 地震前兆民谣

震前动物有预兆，群测群防很重要。牛羊骡马不进圈，猪不吃食狗乱咬。鸭不下水岸上闹，鸡乱上树高声叫。冰天雪地蛇出洞，大猫携着小猫跑。兔子竖耳蹦又撞，鱼跃水面惶惶跳。蜜蜂群迁闹哄哄，鸽子惊飞不回巢。家家户户都观察，综合异常作预报。

2. 家庭防震准备

（1）清理杂物，让门口、楼道畅通。

（2）阳台护墙要清理，花盆杂物拿下来。

（3）将牢固的家具下腾空，以备震时藏身。

（4）准备一个家庭防震应急包，放在便于拿取处。

（5）进行家庭防震演练，练习紧急躲避及疏散撤离。

（6）加固睡觉的床，准备好必要的床边应急物品。

3. 地震应急物品

（1）附有加强橡胶指垫的棉线手套。用于地震后自救逃生，增加自己挖掘砖石逃生的可能性，作为攀爬逃生工具。

（2）应急食品。如有盐压缩饼干、甜巧克力、糖块等，确保有效期内定期更换。

（3）饮用水。饮用及清洗伤口用，需定期更换。最好是金属罐包装的，以避免在地震中遭遇挤压损坏。

（4）经过特殊处理的易燃长效蜡烛、手电筒、防潮火柴等，供照明使用。

二、现场救护

（一）震时避险

口诀：因地制宜，迅速抉择；行动果断，切忌犹豫；伏而待定，不可疾出；正确姿势，等待救援。

1. 因地制宜，迅速抉择

迅速分析现场各种因素，如住平房还是住楼房，地震发生在白天还是晚上，房屋是不是坚固，室内有没有避震空间，所处的位置离房门远近，室外是否开阔、安全等，迅速作出正确抉择。

2. 行动果断、切忌犹豫

避震能否成功，就在瞬息之间，绝不能瞻前顾后，犹豫不决。如住平房，避震时更要行动果断，或就近躲避，或紧急外出，切勿往返。

3. 伏而待定，不可疾出

发生地震时，不要急着跑出室外，而应抓紧求生时间寻找合适的避震场所，采取远离外墙、在室内稳固三角空间蹲下或坐下的方式，静待地震过去，这样即使房屋倒塌，人亦可安然无恙。

4. 正确姿势，等待救援

应趴下、蹲下或坐下，尽量蜷曲身体；抓紧身边牢固的物体，以防摔倒；用手抱头，护住头和颈部；低头、闭眼，以防异物伤眼；用湿毛巾捂住口、鼻，以防灰土、毒气进入体内。

（二）震后自救

口诀：避开危险、扩大空间、稳固环境、勿用火电、捂住口鼻、自我施救、寻找饮食、保存体力。

1. 避开危险

设法避开身体上方不结实的倒塌物、悬挂物或其他危险物。

2. 扩大空间

搬开身边可搬动的碎砖瓦等杂物，扩大活动空间。

3. 稳固环境

设法用砖石、木棍等支撑残垣断壁，以防余震时再次被埋压。

4. 勿用火电

不要随便动用室内设施，包括电源、水源等，也不要使用明火。

5. 捂住口鼻

灰尘大或闻到有毒异味时，用湿毛巾或湿衣物捂住口、鼻（有条件的戴上防毒面具）。

6. 自我施救

如果发现出血或骨折，用绷带或尽量干净的物品（如衣服、被单、撕成条状的窗帘和木块等）进行包扎、固定。

7. 寻找饮食

若难以脱险，应在可活动的空间内，设法寻找水、食物或其他可以维持生命的物品。

8. 保存体力

不要乱叫，保持体力和节约氧气，用敲击声求救。

（三）震后互救

口诀：先挖后救，挖救结合；先救命，后治伤；分类救治。

1. 先挖后救，挖救结合

震后的自救与互救是灾区群众性的救助行动，它能赢得抢救伤员的有利时机。在大致查明人员被埋情况后，应立即组织骨干力量，成立抢救小组，就近分片展开，先挖后救，挖救结合，按抢挖、急救、运送进行合理分工，提高抢救工作效率。

2. 先救命，后治伤

对被救出的生命垂危的伤员进行急救，原则上先救命，后治伤。特别要注意清除伤员口鼻中的泥土，保持呼吸道通畅。对埋在废墟中的幸存者，先建立通风孔道，以防缺氧窒息、土埋窒息；挖出后应立即检查伤员，清除口、鼻腔异物，判断意识、呼吸、循环体征。对挖出后的伤员，先给予少量水补充水分，应注意避免一次性补入过多水。在伤员接触日光前，让其闭上眼睛或用布条蒙上眼睛，以免强光刺激导致眼睛受伤。从缝隙中缓慢将伤者救出时，应保持其脊柱轴线水平及稳定性。

3. 分类救治

在群众自救互救基础上，对需要进行医疗救护的伤员，及时检查伤情，按照轻重缓急初步分类。遇颅脑外伤、神志不清、面色苍白、大出血等危重症伤员应优先救护。外伤、出血者给予包扎、止血等救护，骨折部位应固定，脊柱骨折者要正确搬运。在交通运输条件许可的情况下，必须实施分级医疗救护，以减轻灾区救护任务的压力。

三、注意事项

（1）无论在哪里，注意查看逃生通道，有备无患。

（2）发生地震时应立即关闭火源。

（3）在公共场合不要拥挤，就地避震，避开柱子、广告牌和高大建筑物。

（4）在野外，不要停留在山脚、水边，避开化工厂、仓库。

（5）注意对伤员脊柱的检查，脊柱骨折务必正确搬运。

第五节 电击伤

电击伤一般指电流的热效应、化学效应或机械效应对人体造成的伤害。电流通过人体时所造成的伤害，会破坏人的循环系统、呼吸系统及神经系统，电流对人致命的伤害是引起心室纤维性颤动（室颤）、心搏骤停、呼吸肌麻痹，其中心搏骤停是触电后立即死亡的主要原因。

一、预防保护

电是现代社会使用的主要能源之一，它在给人们的生产生活带来便利的同时，也存在诸多隐患，日常预防触电要注意以下几点：

（1）家庭电路的安装要符合规范，确保在供电箱中安装空气开关。

（2）湿手切勿接触电源，不用湿抹布擦洗电器。

（3）及时更换破损的导线、插座，不在电线上晾晒衣物。

（4）外出时高压电线及电杆、天线下慎行。

（5）雷雨时勿在树下或高大建筑物下躲避，避免野外行走和拨打电话（野外无处躲避时，要将手表、眼镜等金属物品摘掉）。

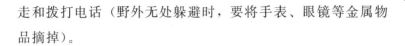

二、应急救护

（一）自救

刚触电时务必保持镇定，遭低压电击时人会本能闪开，利用尚有意识的几秒钟，利用手抓住电线绝缘处并拉开、脚蹬开或借助身体重量甩开等方式使自己脱离触电状态。

（二）现场救援

1. 现场安全

确保现场安全才能进入，切断电源，不可带电操作。在潮湿环境如地面有水时，务必穿戴绝缘手套、衣服、鞋，站在干燥的木质、塑料、橡胶板上，保证自身安全后再行施救。非专业人员切勿进入高压电场。

2. 脱离电源

首先，关闭电源。切断电源开关，或用带绝缘手柄的工具如刀、钳、斧、锹等工具截断电线以断开电源。高压电需报警远程断电后由专业人员进行施救。

其次，挑开电线。应注意用绝缘体，如干燥的木棍、竹竿、扁担等作为挑开电线的工具。

然后，"拉开"伤员。垫着绝缘体将触电者与电源脱离，务必留意可能出现的坠落伤、骨折、大面积烧伤等症状，避免二次伤害。

3. 紧急呼救

判断伤员意识，并拨打 120 急救电话，启动急救医疗服务体系。

（三）伤员救护

（1）将伤员移到干燥通风温暖的平地，使其仰卧，松开伤员的紧身衣服、裤带等。

（2）严密观察伤员，如果发现伤员没有意识和呼吸，务必在医护人员到来前持续对呼吸心跳骤停的伤员进行心肺复苏，并及时取来 AED 进行电除颤。

（3）对烧伤局部应进行创面的简易包扎，再送医院抢救。

三、注意事项

（1）施救时必须确保自身安全。

（2）注意检查可能存在的间接伤害。

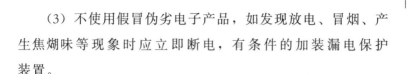

（3）不使用假冒伪劣电子产品，如发现放电、冒烟、产生焦煳味等现象时应立即断电，有条件的加装漏电保护装置。

（4）误入高压电场感觉两腿间发麻时，应立即双脚并拢或单腿独立，以避免产生跨步电压，而后以双脚靠拢小碎步挪或单腿跳方式原路退出高压电场。

第六节　火灾

火灾是指着火失去控制而造成的生命财产损失等灾难性事件。在各类自然灾害中，火灾是不受时间、空间限制，发生频率较高的灾害，也是最经常、最普遍的威胁公众安全和社会发展的主要灾害之一。火灾发生的原因包括雷击起火、自燃起火、使用明火不慎以及使用燃气或电器不当等。

一、预防保护

1. 预防三"要"

"要"熟悉自己住所的环境，"要"遇事保持沉着冷静，"要"警惕烟毒的侵害。

2. 家庭预防

防"燃头"：防香烟、蚊香、蜡烛、油灯等"燃头"，稍有不慎就可能引发火灾，平时应提高警惕，加以防范。

查线路：不乱接、乱拉电线，定期检查电路，及时更换损坏、老化的电线，导线接头及插座要紧密连接，电力线路、开关、插座和插头不超负荷（过载）。

查开关：家中长期无人时，应关闭电源总开关和燃气进气阀门。

不积物：有些物品，如湿稻草、麦草、棉花、豆饼等堆积的时间过长，在一定条件下可能自燃，引发火灾。

家庭应备灭火"五件宝"：家用灭火器、灭火毯（图 4-6-1）、防烟面具、应急逃生绳（图 4-6-2）和手电筒，并学会正确的使用方法。

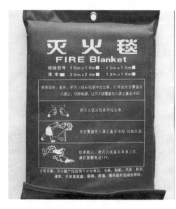
图 4-6-1　灭火毯

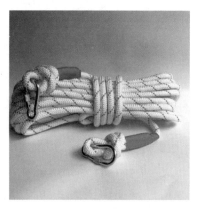
图 4-6-2　应急逃生绳

3. 公共场所预防

进入人员密集场所或入住宾馆、酒店时要注意安全通道、紧急出口位置；公共阳台、过道、楼梯等是逃生通道或避难场所，不要堆放杂物；要有火灾应急预案，熟悉逃生路线。

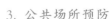 二、现场救护

火灾避险原则是报警、扑救、撤离。

（一）报警

不论何时何地，一旦发现火灾，立即向 119 报警。报警的内容为地址、起（着）火部位、燃烧物质、火势大小、有无人员被困、进入火场路线，以及联系人姓名、电话等，最好能有人到路口接应消防车进入火场。

（二）扑救

火灾初起阶段，具有火势较弱、燃烧面积不大、烟气流动速度慢、火焰辐射热量小、周围物品和建筑结构温度上升不快等特点。这个阶段要及时扑救，争取利用消防器材灭火，力求"灭早、灭小、灭了"。据统计，70％以上的火灾都是现场人员在初期扑灭的。

1. 棉物用水灭

家中的棉被、衣服、沙发等着火，用水灭火效果好。若窗帘着火，首先应将其扯下，然后用水浇灭。

2. 油火不用水

油锅起火时，关闭火源并迅速平移锅盖盖住起火的油锅（图 4-6-3），也可向锅内倒入切好的蔬菜降低温度灭火，还可用灭火毯、湿棉被等捂压（图 4-6-4）。切勿用水浇，以防溅出的油引燃其他物品。

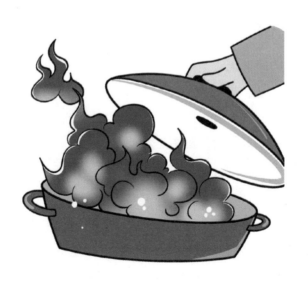

图 4-6-3　油锅起火平移锅盖灭火

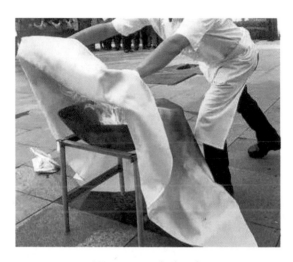

图 4-6-4 灭火毯灭火

3. 电火先断电

家用电器起火，应先切断电源，再用灭火毯、湿棉被等捂压灭火。

4. 酒精杯碟盖

给火锅添加酒精时起火，不要用嘴吹，可用小菜碟等盖在酒精罐上灭火。若火势蔓延，用灭火毯、湿棉被等捂压。

5. 煤气湿被压

煤气着火可用灭火毯、湿棉被等捂压，在火熄灭的同时关闭阀门。

6. "室火"慎开窗

密闭的房间内起火，不要轻易开窗，以免空气对流加速火势蔓延。

（三）撤离

如果火势较大，自己无力扑救时，应想方设法尽早撤离。起火后10分钟，空气中的一氧化碳含量已经超过人体可承受的浓度，而氧含量又迅速下降，火场温度已接近400℃，此时人在火场是相当危险的，要迅速逃生。

1. 有序撤，要冷静

让老人、妇女、儿童先撤离，不要相互拥挤，以免踩踏导致伤亡。

2. 湿毛巾，捂口鼻

身处火区，应迅速戴上防烟面具，或用湿巾捂住口鼻，以防中毒、窒息。

3. 湿衣裹，贴地行

很多人在火灾中不是被火烧死的，而是被浓烟、毒气呛死的。火灾发生后，靠近地面的地方往往残留着未被污染的空气。所以，逃离火场时，应用湿衣物裹身，身体尽量贴近地面穿过烟区。

4. 火上身，快打滚

若身上衣物着火，应就地打滚或用水喷淋，会游泳者可就近跳入水中。

5. 不恋财，快逃生

身处险境，应尽快撤离，不可因留恋财物、怕羞而耽误逃生时机。

6. 结绳索，把命保

利用应急逃生绳，通过窗口、阳台、下水管等滑下逃生，或用缓降器逃生；也可临时用布匹、床单、地毯、窗帘等结成绳索逃生。注意，绳索一定要系牢，以免中途断开。

7. 火封门，湿被挡

当大火封门无法逃离时，应关紧迎火门窗，用湿毛巾、湿布堵塞门缝，用湿被单或湿棉被封门，防止烟火侵入，还需不断往门上泼水降温。可用手指背部轻触门把手测试温度，避免发生烫伤，开门离开房间后应立即关上房门，把火焰、浓烟控制在一定的空间内。

8. 出不来，上阳台

无法逃离时，应尽量在阳台、窗口等易被发现的地方等待。

9. 发信号，救援到

被困人员可用手机、电话等向外求援；也可用敲击出声、打开手电筒大幅晃动、摆动衣物等方式发出求救信号。

三、注意事项

1. 勿乘电梯

电梯受热会变形，供电系统在火灾中可能受损，将人困在电梯里；同时，电梯井如同烟囱直通各楼层，有毒烟雾会直接威胁被困人员的生命。

2. 慎用跳楼

情况紧急时，可往高楼下的救生气垫中部跳；若无救生气垫，不要轻易跳楼，否则非死即伤。

3. 学会使用灭火器

使用灭火器前要先断电源，以防触电。同时不要与水同时喷射在一起，以免影响灭火效果。具体操作步骤如下（图 4-6-5）：

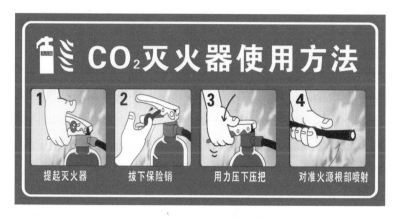

图 4-6-5　灭火器操作步骤

（1）提往火场。用手握住灭火器提把，平稳、快速赶往火场。

（2）5 米拔销。人应站在上风处，在距离燃烧物 5 米左右时，拔下保险销。

（3）压下压把。用一只手握住喷管，将灭火器喷嘴对准火源根部，手应握在胶质喷管处，以防冻伤。用另一只手压下压把。不要将灭火器的盖与底对着人，以免弹出伤人。

（4）根部喷射。对准火焰根部，左右摇摆喷射。喷射时由外向内，由近而远。

第七节 中暑

中暑是热应激症候群的总称，是人体在高温和湿度较大环境下，水和电解质过多丢失、散热功能衰竭引起的以体温调节中枢障碍、汗腺功能障碍为主要表现的热损伤性疾病。据我国《职业性中暑的诊断》（GBZ 41—2019），中暑的诊断原则是：根据高温作业的职业史，出现以体温升高、肌痉挛、晕厥、低血压、少尿、意识障碍为主的临床表现，结合辅助检查结果，综合分析，排除其他原因引起的类似疾病，方可诊断。

一、预防保护

（一）识别中暑

1. 中暑先兆

在高温高湿环境下，出现多汗、口渴、乏力、头晕、头痛、动作不协调、注意力不集中等症状，体温正常或略升高但低于38℃，可伴有面色潮红、皮肤灼热等，是中暑的先兆。

2. 中暑分类

中暑按递增的严重程度可分为热痉挛、热衰竭、热射病（表 4-7-1）。

表 4-7-1 中暑分类

分类	原因	症状	易发人群	汗液	体温	严重程度
热痉挛	大量出汗，无机盐等体液电解质丢失	四肢肌肉群、腹部背部肌肉等游走性疼痛	户外作业人员、运动员	热汗	升高不明显	可单独发生或合并热射病
热衰竭	热应激引起血容量不足	全身不适、头晕目眩、呼吸困难、面色苍白、口唇发绀、皮肤湿冷、脉搏快弱、血压低	体弱多病及疲劳人群、老年人、儿童、心血管疾病患者	冷汗	升高但不超过40℃	较严重，病情进展快，易发生晕厥、休克
热射病	体温过高综合征	以上症状逐渐加重，呼吸浅快，脉搏弱不规律，瞳孔反射减弱或消失	好发于健康青壮年	无汗	40℃，甚至达到42℃	起病急，危险性大，昏迷、急性肾功能衰竭

（二）预防中暑

1. 改善工作环境

特别是对于在高温环境中工作的人群，应装备良好的通风、降温、调节湿度和隔绝热源的设施。在高温车间作业时，应先进行两周左右的热适应训练，经常饮用含钾、镁、钙盐和多种维生素的防暑降温饮料。

2. 改善居住环境

对于年老体弱、慢性疾病患者及产褥期妇女，在高温、高湿季节，应在通风良好、温度适宜的房间中居住，并适当补充防暑饮料，注意合理营养膳食。在高温季节要尽可能地减少外出活动。

3. 合理安排作息时间

夏日出门、田间劳作或户外作业者最好避开阳光最强烈、气温最高的时段（10～16时）。避免劳累，注意休息，延长午睡时间。曾经发生过中暑的患者，恢复后数周内，应避免室外剧烈活动和烈日下暴晒。

4. 合理着装

炎热的夏季，着浅色、透气、宽松的棉、麻、丝质服装，便于汗液挥发，有利于散热。最好戴隔热遮阳帽，涂抹防晒霜。

二、现场救护

1. 脱离高热环境

立即将患者转移到阴凉、通风或温度较低的环境（如空调房等）。

2. 促进散热

（1）让患者仰卧，寻找物品将头及肩部垫高。

（2）解开衣扣，脱去或松开衣服。如衣服被汗水湿透，应更换干衣服。

（3）按摩躯干和四肢的皮肤、肌肉，加速外周血液循环，促进散热。

3. 物理降温

（1）用冷水或用冰袋置于患者的头、颈、腋下、腹股沟等处，或用酒精擦洗患者的头、颈、腋下、腹股沟等处，都可起到迅速降温的作用。注意询问患者有无酒精过敏。

（2）如无低血压或休克表现，可将患者躯体浸入27～30℃水中15～30分钟，也可达到迅速降温效果。

（3）对血压不稳定者，可采用蒸发散热降温，如用23℃冷水反复擦拭皮肤，同时应用电风扇或空调促进散热。

4. 防暑药物

使用防暑药物，如人丹、清凉油、十滴水或藿香正气水等。

5. 补充液体和电解质

意识清醒的患者可饮淡盐水（1升水中加入 2～3 克食盐）或清凉含盐饮料；意识不清的患者不要喂水，防止误吸。

6. 转送就医

对轻中度中暑者，采取上述措施后严密观察其病情变化。对重度中暑者，在采取上述措施的同时，应立即拨打120 急救电话，尽早启动急救医疗服务体系（EMSS），获得专业急救。

7. 严密观察

一旦发现患者没有反应、呼吸停止，应立即实施 CPR急救。

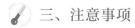 三、注意事项

（1）对酒精过敏或一周内用过头孢类抗生素者，严禁使用酒精降温。

（2）昏迷者需将其头侧偏。

（3）如果急救方法不见效，应速送医院抢救，不可延误时间。在护送途中，应始终注意降温。

（4）不建议擅自使用药物降温。

<table>
<tr><td>第八节</td><td>急性中毒</td></tr>
</table>

急性中毒是指某种有毒物质进入人体内，扰乱或破坏机体的正常生理功能，使机体发生功能性或器质性改变。它是日常生活中常发生的意外，病情急骤，变化迅速，必须尽快作出诊断与救护处理。毒素可经呼吸道、消化道、皮肤、黏膜、静脉和肌肉吸收进入机体，经肝脏代谢后排出体外。

一、食物中毒

食物中毒往往是由食用了被污染或带毒素的食物而引

起的。中毒者常在进食后半小时、数小时,大多不超过二十四小时,出现急性胃肠炎症状,以恶心、呕吐、腹痛、腹泻为主,往往伴有发热,吐泻严重的还可能发生脱水、酸中毒,甚至休克、昏迷等症状。应采取以下应急救护措施。

1. 立即呼救

一旦有人出现上吐、下泻、腹痛等食物中毒症状,首先应立即停止食用可疑食物,立即拨打 120 呼救。

2. 催吐

对中毒不久、神志清醒而且无明显呕吐者,可先用手指、筷子等刺激其舌根部催吐,或让中毒者大量饮用温开水并反复自行催吐,以减少毒素的吸收。如经大量温水催吐后,呕吐物已为较澄清液体时,可适量饮用牛奶以保护胃黏膜。如在呕吐物中发现血性液体,则提示可能出现了消化道或咽部出血,应暂时停止催吐。

3. 留样记录

尽快明确毒物及其进入体内的途径和进入量,边实施救护,边收集病史及可能致病的食物样本。

4. 严密观察

中毒者应尽量卧床休息,避免精神紧张,防止受凉,同时补充足量的淡盐温水。如果身体较虚弱，则可适当垫高双下肢，形成休克体位。如呕吐剧烈，可以侧卧或呕吐时侧头防止误吸，并严密观察病情变化。

5. 警惕迟发

食物中毒后毒理效应尚未达到高峰，即使病情较轻，也应认真对待，严密观察，尽早送医。

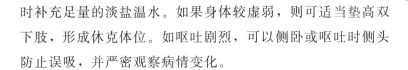

二、药物中毒

1. 安眠药中毒

安眠药对中枢神经系统有抑制作用，少量服用可催眠，过量则可致中毒。安眠药中毒的救护原则是：

（1）判断药物。可通过药瓶或残留药物判断是否为安眠药中毒以及药物名称。

（2）急救电话。立即拨打 120 急救电话，并告知中毒药物名称。

（3）催吐洗胃。如中毒者意识清醒，可用大量清水或淡盐水催吐、洗胃，有条件者可用 1：2000～1：5000 高锰酸钾溶液洗胃。

（4）畅通呼吸。将中毒者侧卧、松解衣领，如口鼻内有分泌物，要及时清除。

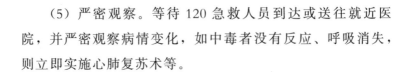

（5）严密观察。等待 120 急救人员到达或送往就近医院，并严密观察病情变化，如中毒者没有反应、呼吸消失，则立即实施心肺复苏术等。

2. 阿片类药物中毒

阿片类药物包括阿片、可待因、吗啡、罂粟碱、哌替啶（杜冷丁）、埃托啡、芬太尼等，其主要作用是镇痛、解痉、止咳、止泻、麻醉辅助用药，这类药对中枢神经系统有先兴奋后抑制，但以抑制为主的作用，用药后除有上述作用外，还会引起忘乎所以、飘飘欲仙等欣快感觉，因此用药者易发生病态嗜好而成瘾。

阿片类药物中毒后，轻者会头痛、头晕、恶心、呕吐、兴奋或抑制、有幻想、失去时间和空间等感觉。重者出现昏迷、瞳孔缩小如针尖大小、严重呼吸抑制三大体征。中毒者会血压下降、体温降低、肌肉松弛，也可能角弓反张，呼吸变浅变慢，继之出现叹息样呼吸或潮式呼吸，常并发肺水肿。

阿片类药物中毒的救护原则为：

（1）立即拨打急救电话，神志清醒者可催吐。

（2）注意保持气道通畅，必要时进行人工呼吸。

（3）尽早送医。尽快送到医院进行洗胃，一般在服毒后6 小时内洗胃效果最好。即使超过 6 小时，由于部分毒物仍残留于胃内，多数情况下仍需洗胃。

三、农药中毒

农药对人体有不同程度的毒害，尽管现在新出的高效低毒农药日渐增多，但使用不当，防护不严，仍会造成人体急性中毒。

（一）有机磷农药中毒

1. 有机磷中毒症状

（1）毒蕈碱样症状：恶心呕吐、腹痛腹泻、多汗流涎、视物模糊、瞳孔缩小、呼吸极度困难。

（2）烟碱样症状：肌纤维颤动，如眼睑、颜面、舌肌等部位，逐渐发展为肌肉跳动、牙关紧闭、颈项强直、全身抽搐。

（3）中枢神经系统症状：头晕、头痛、疲乏、共济失调、烦躁不安、谵妄、抽搐和昏迷。

2. 有机磷中毒应急救护

（1）自我防护。救护人员必须做好自我防护：戴口罩，穿长袖衣服、手套，以防止中毒。

（2）脱离现场。迅速将中毒者抬移出现场，转移至安全的地方。让中毒者平卧，松解其衣领并脱去被污染的衣帽、鞋袜等。

（3）皮肤清洗。用微温水或肥皂水（敌百虫忌用）充分冲洗污染的皮肤、头面部等，注意保暖。禁用热水或酒精冲洗，以免血管扩张增加毒物的吸收。

（4）催吐洗胃。意识清醒的口服中毒者，可用清水、生理盐水、2％碳酸氢钠（敌百虫忌用）或 1∶5000 高锰酸钾（硫代磷酸酯如对硫磷等忌用）进行催吐或反复洗胃，直至洗出液变清澈，无农药气味为止。

（5）紧急送医。尽早拨打 120 急救电话或送往就近医院，并严密观察病情变化。有条件者可以给予吸氧。如出现没有反应、呼吸消失，则立即实施心肺复苏术，但无呼吸面罩时不宜进行人工呼吸，以防救护人员中毒。

（二）百草枯中毒

百草枯是速效触杀型灭生性除草剂，喷洒后能够很快发挥作用，接触土壤后迅速失活，对人、畜有很强的毒性。大多数由于误服或自杀口服引起中毒，但也可经皮肤和呼吸道吸收中毒致死。常表现为多器官功能损伤或衰竭，其中肺损伤最常见，表现为进行性呼吸困难，会导致呼吸衰竭死亡。其应急救护原则如下。

（1）立即催吐：可口服陶土悬液，或者就地取材用泥浆水 100～200 mL 口服催吐。百草枯在胃肠道的吸收率仅为5％～15％，且在酸性及中性环境中稳定，可在碱性溶液中水解。抢救时应尽早使用碱性液体充分洗胃。

（2）防止毒物继续吸收：尽快脱去污染的衣物，用肥皂水彻底清洗污染的皮肤、毛发。眼部受污染时立即用大量清水冲洗。

（3）拨打 120 急救电话，迅速启动急救医疗服务体系，送至医院救治。

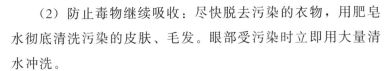 四、一氧化碳中毒

一氧化碳为无色、无臭、无味、无刺激性的气体，故易因难以察觉而致中毒。一氧化碳进入人体之后，与血液中的血红蛋白结合，使血红蛋白不能与氧气结合，导致机体组织出现缺氧，甚至窒息死亡。一氧化碳中毒常见于通风差的家庭居室中使用煤炉产生的煤气或液化气管道漏气吸入中毒，或工业生产煤气以及矿井中的一氧化碳吸入中毒。

1. 中毒症状

一氧化碳中毒的典型症状有头痛、恶心、呕吐、肌肉无力（特别是下肢）、意识不清和抽搐。

2. 应急救护

（1）判断现场。判断现场情况，先确保自身的安全，再进入污染区抢救中毒者。

（2）撤离现场。情况允许的情况下，立即将门窗打开，关闭煤气阀门，把中毒者搬离污染区。

（3）畅通气道。如果中毒者有反应，则解开中毒者的衣扣，保证其呼吸道通畅，并注意保暖。拨打 120 急救电话或紧急就近转送至医院。

（4）吸氧。只要有条件，尽快给中毒者吸氧。

（5）心肺复苏。如果中毒者没有反应，且呼吸消失，则立即实施心肺复苏术，同时拨打 120 急救电话，尽快送至有高压氧舱的医院救治。

五、酒精中毒

酒精中毒俗称醉酒，一次饮用大量的酒类饮料（含乙醇）会对中枢神经系统产生先兴奋后抑制的作用，重度中毒可使呼吸、心跳受抑制而死亡。

1. 中毒症状

急性酒精中毒后根据其表现，临床上分为三期。

（1）兴奋期。饮入一定量的酒后，中毒者开始极度兴奋，情绪奔放、健谈高歌、言语幼稚，有时粗鲁无礼，情绪极端不稳定，时悲时喜，面色则表现为苍白或潮红，眼结膜充血。

（2）共济失调期。表现为步履蹒跚、动作笨拙、语无伦次、言语不清。

（3）昏睡期。不分场合、时间、地点，中毒者进入昏睡状态，皮肤湿冷，呼吸缓慢，唤不醒。昏睡过程中可出现呕吐，如现场无人照顾，很可能出现误吸。此时如对中毒者进行体格检查，会发现血压下降、呼吸衰竭，重者瞳孔散大、抽搐、休克甚至昏迷，如未进行及时抢救可能导致死亡。

2. 应急救护

救护原则：停止饮酒，催吐或洗胃，补充液体及电解质，侧卧休息，尽快送医。

（1）停止饮酒。发现中毒者已出现酒精中毒症状时，立即停止中毒者的酒精摄入，防止中毒加重。

（2）催吐或洗胃。如果中毒者清醒，饮酒后不到半个小时，则尽量催吐或洗胃，减少酒精在胃内的吸收。

（3）补充液体及电解质。意识清醒者可以直接饮用一些加盐温开水，或者糖盐水。意识不清者，严禁喂食喂水。

（4）侧卧休息。如果是轻度酒精中毒，可侧卧休息，用被子等物品抵住前胸及后背防止其翻身后恢复仰卧或变成俯卧姿势，造成呕吐窒息的危险。

（5）尽快送医。如果酒精中毒较重，则需尽快送往医院治疗，在去医院的途中尽量保持侧卧或在呕吐时迅速将头侧向一侧，以防止呕吐误吸。

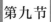

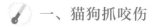

第九节　动物抓咬伤

一、猫狗抓咬伤

狂犬病是被感染狂犬病病毒的动物（如狗、猫等）咬伤、抓伤、舔舐伤口或黏膜而引起的急性传染病。世界各地的人们都有养宠物的习惯，猫、狗与人的接触较为密切，加之其流动性大，并具有咬、抓的行为特点，就成了狂犬病流行中的主要环节。随着家庭饲养宠物的增多，宠物抓咬伤和狂犬病逐年增加，已成为全球性的严重的公共卫生问题。

1. 临床表现

狂犬病特有的症状有恐水怕风、咽肌痉挛、进行性瘫痪（麻痹）等，因恐水严重，又称恐水症。一旦发病，进展迅速，生存的可能性极小，病死率几乎为100％。

2. 狂犬病暴露后分级处理原则（表 4-9-1）

表 4-9-1 狂犬病暴露后分级处理原则

分级	与宿主动物的接触方式	暴露程度	处置原则
Ⅰ级	符合以下情况之一者 1. 接触或喂养动物 2. 被舔的皮肤完好	无	确认病史可靠则不需处置
Ⅱ级	符合以下情况之一者 1. 裸露的皮肤被轻咬 2. 无出血的轻微抓伤或擦伤	轻度	立即处理伤口并接种狂犬病疫苗
Ⅲ级	符合以下情况之一者 1. 单处或多处贯通性皮肤咬伤或抓伤 2. 破损皮肤被舔 3. 黏膜被动物体液污染	严重	立即处理伤口并注射狂犬病疫苗和狂犬被动免疫制剂

3. 应急救护

（1）应急救护人员戴双层橡胶手套进行伤口处置。

（2）立即用肥皂水或清水冲洗伤口至少 15 分钟。

（3）不包扎伤口，立即到疾控中心注射狂犬疫苗和破伤风抗毒素。

（4）对于暴露者，可到医院或狂犬病定点处置门诊咨询处置方案。

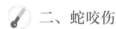二、蛇咬伤

全世界的毒蛇约有 650 种，能致命的毒蛇约有 200 种，我国现有蛇类近 200 种，其中毒蛇有 50 多种，具有剧毒的毒蛇约有 10 种。人体被蛇咬伤，其毒液侵入体内而引起急性中毒性反应，被毒蛇咬伤后伤处可留有 2～4 个较大而深的毒牙牙痕。毒蛇咬伤局部有出血、瘀斑、水疱、血疱甚至坏死，且伤口周围有明显肿胀、疼痛、麻木感，全身症状也较明显。被无毒性的蛇咬伤后，只在人体伤处皮肤上留下细小的齿痕，轻度刺痛，可有小水疱，无全身性反应。

1. 毒蛇咬伤分类（表 4-9-2）

表 4-9-2　毒蛇咬伤分类

毒液分类	毒蛇	症状	
		局部	全身
神经毒	银环蛇金环蛇海蛇	局部红肿不明显，牙痕小，无渗液，仅有麻胀感	1～3 小时后头晕、嗜睡、流涎、声音嘶哑，言语、吞咽困难，视物模糊，共济失调，严重者全身瘫痪、惊厥等

续表

毒液分类	毒蛇	症状	
		局部	全身
血液毒	竹叶青蛇 五步蛇	局部剧痛，肿胀迅速向近心端蔓延，伴有出血、水疱、坏死等	发热、心悸、烦躁不安、谵妄、鼻出血、少尿或无尿、皮肤黏膜瘀斑、黄疸、贫血、心律失常、休克等
混合毒	眼镜蛇 蝮蛇	对神经系统、血液和循环系统损害的症状均可出现，但主次不同，很快致呼吸麻痹和循环衰竭	

2. 应急救护

（1）停止活动。被毒蛇咬伤后，不要惊慌失措，不要奔跑走动，以免促使毒液快速向全身扩散。伤员应立即坐下或卧下，呼唤别人来帮助。不能确定是否为有毒蛇时，一律按有毒蛇进行急救。

（2）绑扎伤肢。迅速用可以找到的鞋带、裤带之类的绳子绑扎伤口的近心端5～10厘米处，如果手指被咬伤可绑扎指根、手掌，前臂被咬伤可绑扎肘关节上，脚趾被咬伤可绑扎趾根部，足部或小腿被咬伤可绑扎膝关节下，大腿被咬伤可绑扎大腿根部。

（3）冲洗伤口。立即用凉开水、泉水、肥皂水或1∶5000高锰酸钾溶液冲洗伤口及周围皮肤，以洗掉伤口外表毒液。如果伤口内有毒牙残留，应迅速用小刀或碎玻璃片等其他尖锐物挑出，使用前最好用火烧一下消毒。

（4）局部降温。用冰袋敷在伤口上或将伤处浸于冷水中，以减缓毒素的扩散速度，降低毒素中酶的活力。

（5）呼救送医。呼叫急救中心，迅速送往医院救治。转运途中要消除伤员的紧张情绪，保持安静，不能随便活动。尽快采取抗蛇毒血清治疗，注射破伤风抗毒素。

三、蜂蜇伤

蜂的种类有蜜蜂、黄蜂等。其腹部后端有毒腺与蜇针相连，当蜇针刺入人体时，将毒液中的蚁酸、神经毒素和组织胺等注入人体内，并将毒刺遗弃伤处，能引起溶血、出血、过敏反应。成人常在劳动中、儿童常在玩耍时被蜇。

1. 蜂蜇伤的症状

（1）被蜂蜇伤后，伤口有剧痛、灼热感，红肿，有水疱形成，1～2天自行消失。

（2）如被蜂群蜇伤多处后，有发热、头晕、恶心、烦躁不安、痉挛及昏厥症状。

（3）过敏者，可出现荨麻疹，口唇及眼睑水肿，腹痛、腹泻、呕吐，更甚者出现喉水肿、气喘、呼吸困难、血压下降、昏迷，因呼吸、循环衰竭而死亡。

2. 现场救护

（1）拔除毒刺。用镊子或针将毒刺拔（挑）出，被群蜂蜇伤后，可及时用胶布粘贴伤处，清除蜂刺。但注意不要挤破毒囊。

（2）清洗伤口。蜜蜂蜇伤，用肥皂水、3％氨水等碱性液体清洗。黄蜂蜇伤，用食醋、新鲜马齿苋汁等酸性液体清洗。

（3）冰敷伤口。用冰袋或冷水敷在伤口上，以减缓毒素的扩散速度。

（4）药物外敷。用南通蛇药（季德胜蛇药）以温水溶解后涂伤口周围，或用虫咬伤药水（含薄荷、浓氨水、乙醇）涂敷伤处。

（5）严重就医。严重时要立即拨打120急救电话或就近送往医院，同时局部也可用火罐拔毒。

第十节　踩踏事故

踩踏事故是指在聚众集会中，特别是在整个队伍产生拥挤移动时，有人意外跌倒后，后面不明真相的人群依然前行，对跌倒的人产生踩踏，从而产生惊慌、加剧的拥挤和新的跌倒人数，并出现恶性循环的群体伤害意外事件。

一、预防保护

在踩踏事故发生现场，个人的力量实在太渺小了，不被踩踏的最有效办法就是避免踩踏事故发生。

1. 不凑热闹

不主动前往人群聚集的地方，不盲目跟随人群队伍移动，参加聚集性活动时避开无序会场。

2. 校园安全

教育孩子不在学校的过道、楼梯追逐打闹，上下楼梯抓扶手、顺边走。

3. 制定预案

开展和参加各类活动时，在可预期人流密集的情况下，主办方应制定拥挤应急预案，参与者应提前熟悉现场，了解撤离线路。

二、应急救护

1. 尚未进入人群

（1）学会"溜边"。发觉拥挤人群向着自己行走的方向

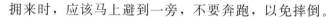

拥来时，应该马上避到一旁，不要奔跑，以免摔倒。

（2）尽量抓牢。如有可能，抓住相对坚固牢靠的物品，例如路灯柱、栏杆之类。待人群过去后，迅速撤离。

（3）抱起"小人"。当带着孩子处于拥挤人群中时，最好把孩子抱起来，避免孩子在混乱中被踩伤。

2. 被挤进人群

（1）双手护胸。身处在拥挤人群中时，可以双手环抱于胸前或双手前屈抵住人群，以给胸部保留呼吸的空间，避免被挤压窒息。

（2）保持警惕。在拥挤的人群中，要时刻保持警惕，当发现有人情绪不对，或人群开始骚动时，就要做好准备保护自己和他人。

（3）大声呼救。当发现自己前面有人突然摔倒了，要马上停下脚步，同时大声呼救，告知后面的人不要向前靠近。

3. 被挤倒后

（1）蜷缩护颈。立即将身体蜷成球状，缩小身体与地面的接触面，要设法靠近墙壁，面向墙壁，以减少踩踏造成的伤害。同时，双手在颈后紧扣，以保护头颈部。

（2）大声呼救。自己被挤倒除了保护好身体外，还要大声呼救，告知后面的人，不要向前靠近。

三、注意事项

（1）已在人群中时，尽量与大多数人的前进方向保持一致，不要试图超过别人，更不能逆行。

（2）发现拥挤踩踏的现象，应尽早拨打 110 报警电话，及时联系外援。

（3）发扬团队精神，和周围的人形成团队，一起喊口号阻止后面人群进一步拥挤，服从大局，集体逃生。

第十一节　其他重大灾害

本节所述的其他重大灾害是指洪涝、雷电、风灾、爆炸等。主要叙述不同灾害或事件带来伤害的特点以及应急救护的原则、方法及注意事项。

 一、洪涝灾害

洪涝灾害指大雨、暴雨引起水道急流、山洪暴发、河水泛滥从而淹没农田、毁坏环境及各种设施等的现象。我国的洪水大多发生在七、八、九月三个月，洪涝灾害主要集中在中、东部地区，多发生在我国七大江河及其支流的中下游地区。严重的洪涝灾害不但直接引起人员伤亡和财产损失，还会诱发山崩、滑坡、泥石流等次生灾害，在突发公共事件中属于重大、频发、面广的自然灾害。

1. 避险原则

（1）关注天气。注意自己居住地及外出沿途、目的地的天气预报，注意洪灾预警。

（2）高度警惕。降暴雨时，时刻观察房屋周围的溪、河水位，随时做好安全转移的准备。

（3）及时预警。发现雨量过大，水位超标，迅速拨打110报警，并有序转移到地势高、地基牢固的地方。

（4）防次生灾。关闭煤气阀门和电源开关，转移时应注意线路安全。

（5）果断躲避。溪、河洪水迅速上涨时，立即向河谷两岸高处跑。泥石流发生时，不要沿泥石流沟跑，应向河沟两侧山坡跑。山体滑坡时，不要沿滑坡体滑动方向跑，应向滑坡体两侧跑。

（6）防水卷走。住所被淹时，要向屋顶、大树转移，可用绳子将身体与固定物相连，以防被洪水卷走，并发出呼救信号，积极寻求救援。

（7）保存体力。落水时要尽可能地保存体力，利用门板、桌椅、木床、竹木等漂浮物转移到较安全地带。

2. 应急救护

（1）自身安全。救援人员应首先注意自身安全，穿救生衣，携带绳索、救生圈、抛绳包等救援物资，运用救生艇等工具开展救援。

（2）积极营救。按安全预案，策划合适线路，通过绳子、竹竿、木棍等器材营救落水者。

（3）淹溺救护。让淹溺者采取侧卧位，清理其口鼻异物，保持呼吸道通畅。对呼吸心跳停止的淹溺者实施心肺复苏。对有外伤的进行止血、包扎、骨折固定等处理，最大限度地减少人员伤亡。

（4）传染病防控。注意饮水等卫生，发现患有传染病的人员时，应及时报告和处理。

3. 注意事项

（1）不要因贪恋财物丧失逃生机会。

（2）不要因为给淹溺者控水延误抢救时间。

（3）对呼吸、心跳停止的淹溺者，不要轻易放弃抢救。

（4）注意给救上岸的淹溺者保暖。

二、雷电灾害

雷电灾害是一种气象灾害。因直接雷击而导致的人员或动物伤亡、火灾，因雷电波入侵、雷击电磁脉冲干扰而导致的电力系统、通信系统、雷达天线及其他电子信息系统故障或失效而产生直接经济损失或间接经济损失的现象统称为雷电灾害。

（一）应急避险

1. 室内避雷

（1）收听预报。注意收听、收看天气预报，提前做好防护准备。

（2）关闭门窗。提前关好门窗，以防侧击雷和球状雷侵入。

（3）切断电源。切断家用电器的电源，拔掉电源插头，防止雷电从电源线侵入。

（4）慎用电器。不要使用带有外接天线的收音机和电视机等电器，远离带电设备。

（5）远离金属。不要接触煤气管道、铁丝网、金属门窗等金属物品。

（6）不打电话。不要接、打固定电话和手机。

（7）勿用喷头。不要使用喷头洗澡，切忌使用太阳能热水器。

（8）勿打赤脚。不要赤脚站在泥地或水泥地上。

2. 户外避雷

（1）避雷场所。可以到有避雷针或钢架的建筑物里藏身，不要靠近防雷装置的任何部位；也可寻找钢筋混凝土的建筑物躲避。

（2）姿势正确。可两脚并拢，双腿下蹲，双手抱膝，降低身体重心，减少人体与外部的接触面积。

（3）披上雨衣。及时披上不透水的雨衣，防雷效果更好。

（4）关闭手机。身处空旷地带，应关闭手机。

（5）摘下饰品。应摘下身上佩戴的金属饰品，如项链、发卡等。

（6）分开站立。如果多人一起在野外，相互间应间隔几米。

（7）"蚁爬"趴下。头、颈、手处有蚂蚁爬走的感觉，头发竖起，表明将发生雷击，应赶紧趴在地上，减少遭雷击的危险。

（8）蹦离"高压"。高压电线遭雷击落地时，不要靠近，当心地面跨步电压的电击。正确的逃离方法是双脚并拢，蹦着离开危险地带。

（二）应急救护

（1）若伤员失去知觉，但有呼吸和心跳，应使其舒展平卧，休息后再送医院治疗。

（2）若伤员呼吸和心跳停止，应立即实施心肺复苏术，并拨打 120 急救电话。

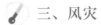

三、风灾

风灾，指因暴风、台风或飓风过境造成的灾害。风灾分为原生灾害和次生灾害。原生灾害是指遭强风袭击时，房屋、建筑、广告牌、电线杆被刮倒；汽车、行人、牲畜被卷走；人员被砸伤、压伤、失踪或死亡。伴随大风而来的是暴雨，使河水暴涨、洪水四溢、潮汐猛涨，对人民群众的生产和生活造成极大的威胁。次生灾害是指狂风掀倒电线电缆，造成停电、停水、通信中断；恶劣天气造成交通中断、运输受阻；海（河湖）水倒灌，粮田被毁；雨水导致泥沙淤积，甚至引发泥石流等。

（一）应急避险

1. 在大风来临前

（1）要弄清楚自己所处的区域是否是大风要袭击的危险区域。

（2）要了解安全撤离的路径，以及政府部门提供的避风场所。

（3）要准备充足且不易腐坏的食品和水。

（4）保养好家用交通工具，加足燃料，以备紧急转移。

2. 大风到来时（当气象部门发布白色、绿色台风信号时）

（1）要经常收听电台、电视以了解最新的热带气旋动态。

（2）遇有紧急情况，尽早拨打 110、119、120 等报警电话。

（3）检查并加固活动房屋的固定物以及其他危险部位；检查并且准备关好门窗，迎风面之门窗应加装防风板，以防玻璃破碎；常检查电力设施、设备和用电器，注意炉火、煤气、液化气，以防火灾。

（4）检查电池、直流电收音机，储备罐装食品、饮用水和药品，准备一定的现金。

（5）清扫屋外排水沟及屋顶排水孔，以防阻塞积水。

（6）如果居住在河边或低洼地带，应预防河水泛滥，及早撤到较高地区；如果居住在移动房，或海岸线上、小山上、山坡上等容易被洪水或泥石流冲击的房屋里，要时刻准备撤离。

（7）风势突然停止时可能正处于大风眼中，不可贸然外出。

（8）若必须在室外行走，应尽量身体蜷缩，避开危险物，防止高空坠物，远离河边或海边，迅速到坚固的房屋内避风。

3. 当发布黄、红、黑色预警时

（1）听从政府部门的指挥安排。

（2）如需离开住所，要尽快离开，并且尽量和朋友、家人在一起，到地势比较高的坚固房子，或到事先指定的区域躲避。

（3）无论如何都要离开移动房屋、危房、简易棚、铁皮屋；不能靠在围墙旁避风，以免围墙被台风刮倒引致人员伤亡。

（4）把自己的撤离计划通知邻居和在警报区以外的家人或亲戚。

（5）千万不能为了赶时间而冒险蹚过水流湍急的河沟。

（二）应急救护

（1）先救命后治伤，伤员较多时，立即进行检伤分类。

（2）对呼吸、心跳停止者实施心肺复苏。

（3）抢救触电、淹溺的伤员。

（4）给外伤的伤员进行止血、包扎、骨折固定。

 四、爆炸事件

爆炸属于我国突发公共事件分类中的第四类"社会安全事件"，主要是指人为制造的恐怖事件；也有因生产、储存、运输、使用易燃易爆物品过程中，不符合安全生产要求所致的安全生产事故；燃放烟花爆竹也易发生不同程度的爆炸事件。爆炸对人的伤害主要分为两类。一是爆炸力直接作用伤，即爆炸产生的高温高压、气体产物和高速飞散的各种碎片引起的损伤，如炸碎伤、炸烧伤。二是爆炸力间接作用伤，即爆炸时产生的冲击波作用于建筑物，导致门窗玻璃和物件破碎、房屋倒塌等造成的损伤，如抛坠伤、压伤或因人群拥挤造成的踩踏伤等。

1. 应急避险

（1）发生燃烧爆炸事故，首先看到的是火光。此时应立即就地俯卧，脚朝爆炸方向。

（2）尽量躲入较为坚固的防护屏障之后，脸朝下，双眼紧闭，双手交叉放在胸前，额头枕在臂肘处，不裸露皮肤。

（3）在可能的情况下，应选择时机迅速离开现场，即使伤害较重，也应全力挣扎，尽快离开危险区域。

2. 应急救护

（1）迅速将伤员从危险区抢救到安全区。

（2）快速对伤员进行检伤分类，并积极救治需要现场处理的伤员。爆炸常会导致烧烫伤，烧烫伤处理前文已有描述。

① 眼部炸伤或有异物进入眼睛内：如眼睛有异物感，让眼皮和眼球之间有一空隙，让泪水向外流出冲刷异物；

如发现眼皮内有异物，可把眼皮翻开，用棉签或干净手帕蘸冷开水，轻轻将黏附在眼皮内面的异物清除；如发现异物嵌在黑眼珠（角膜）上，切忌胡乱挑刮，应用干净手帕或毛巾包扎双眼，以免眼球活动带动受伤眼的转动，并尽快送医。

②手或者面部炸伤：如炸伤部位表浅，出血不多，清除浅表异物后，立即用干净布片予以包扎，并抬高患肢，高举过心脏。如炸伤面积大，血流不止，则采用止血带止血，并尽早送医。

（3）对呼吸心跳停止的伤员实施心肺复苏，对各种创伤的伤员，经初步处理后尽早转送医院。

3. 注意事项

爆炸事件多是突然发生，现场人员没有时间疏散、逃生次生灾害发生概率大，救护人员要在做好自我保护的前提下，在消除危险因素的同时，迅速将伤员搬运到安全地方。

[1] 美国心脏协会（AHA）.2020AHA 心肺复苏和心血管急救指南［S］.2020.

[2] 圣约翰救护机构,等.急救手册:全球最新修订第十版［M］.北京:旅游教育出版社,2017.

[3] 赵剡,陈志桥.自助急救手册［M］.武汉:湖北科学技术出版社,2009.

[4] 中国红十字会总会.救护员指南（修订本）［M］.北京:社会科学文献出版社,2016.

[5] 中国红十字会总会.救护:师资培训教材［M］.北京:社会科学文献出版社,2009.

[6] 王立祥,刘中民.中国心肺复苏建设概论［J］.中华危重病急救医学,2019.9,33(9).

[7] 吕传柱.美国心脏病学会 2020 版心肺复苏与心血管急救指南解读［M］.北京:科学技术文献出版社,2022.